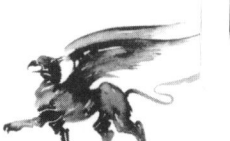

Gertrud Ennulat

Kriegskinder –

Wie die Wunden der Vergangenheit heilen

Klett-Cotta

Klett-Cotta
www.klett-cotta.de
© J. G. Cotta'sche Buchhandlung Nachfolger GmbH, gegr. 1659,
Stuttgart 2008
Alle Rechte vorbehalten
Fotomechanische Wiedergabe nur mit Genehmigung des Verlages
Printed in Germany
Umschlag: Weiss / Zembsch / Partner: Werkstatt München
Foto oben: © Bettmann / CORBIS
Foto unten: © Larry Williams / zefa / CORBIS
Gesetzt aus der Stempel Garamond von Dörlemann Satz, Lemförde
Auf säure- und holzfreiem Werkdruckpapier gedruckt
und gebunden von CPI – Clausen & Bosse, Leck
ISBN 978-3-608-94482-2

Zweite Auflage, 2008

Bibliographische Information der Deutschen Nationalbibliothek
Die Deutsche Nationalbibliothek verzeichnet diese Publikation
in der Deutschen Nationalbibliographie; detaillierte bibliographische
Daten sind im Internet über <http://dnb.d-nb.de> abrufbar.

Inhalt

Einleitung

Eine ganze Generation hat die Schrecken der Kriegszeit aus der Perspektive des Kindes erlebt; dieses prägende und schicksalhafte Ereignis gehört zum autobiografischen Gedächtnis der älter werdenden Menschen. Viele von ihnen haben mehr Erinnerungen gespeichert als sie bisher gedacht hatten und sind deshalb heute auf der Suche nach den Spuren des Kriegskindes in ihrem Inneren.

Wenn sich Erlebnisse aus dem Krieg melden, so ist das verbunden mit dem Bewusstwerden vergessener oder verdrängter Gefühle. Angst und Unsicherheit tauchen auf. Als ich mit dem Schreiben dieses Buches anfing, fiel mir ein Spruch aus der Kindheit ein, den Kinder bei gefährlichen Vorhaben sagten: Ich trau mich nicht, ich trau mich nicht, ich trau mich aber doch! In solchen Reimen drückten sich unsere bangen Gefühle aus; die Kraft magischer Worte half dabei, aus der inneren Zwickmühle herauszukommen. Warum fällt mir ausgerechnet dieser Spruch ein, wenn ich über Kinder im Zweiten Weltkrieg zu schreiben beginne? Vielleicht äußern sich in diesem Hin und Her meine widerstreitenden Gefühle, denn das Thema Kriegskindheit führt unweigerlich in ein dunkles Kapitel kollektiver und individueller Geschichte.

Manchmal haben diese Erinnerungen die Neigung, aus dem Bewusstsein wieder zu entwischen. Ja was war denn eigentlich? War überhaupt etwas? Vorhin noch war die Erinnerung klar, und plötzlich ist sie verschwunden; die Gefühle sind nicht mehr auffindbar. Freilich können sie zu einem nicht voraussehbaren Zeitpunkt wie eine Luftblase erneut auftauchen.

Mit dem zweiten Teil des Kinderverses spreche ich mir Mut zu: Ich trau mich! Und schon muss ich weiter fragen: Wer traut sich? Ist es die Frau von heute, oder ist es das Kind aus der Zeit, als Deutschland in Schutt und Asche gelegt wurde? Beides trifft zu, denn die älter gewordene Frau braucht die Erfahrungen genau dieses Kindes. Nur wenn ich akzeptiere, dass ich das Kind, das ich war, noch immer bin, kann ich mit seiner Hilfe verstehen lernen, was mir damals widerfahren ist. Bei meinen Wegen zurück in die Vergangenheit lasse ich mich also leiten von diesem inneren Kriegskind; in ihm steckt der große Schatz an Erfahrungen aus der Kriegszeit. Deshalb wird dieses Kind der frühen Jahre mein Zeuge, denn mit eigenen Augen hat es alles gesehen, mit seinem kleinen Körper alles gespürt.

Es geht aber auch um die anderen Kriegskinder, auf die ich im Gespräch mit Menschen meiner Generation gestoßen bin. Der Krieg zieht sich als roter Faden durch die ersten Jahre unseres Lebens und meldet sich heute vermehrt in Erinnerungen aus dieser Zeit, denn ihr altes Muster will sich durch neue Einsichten und Informationen verändern.

Warum melden sich die Kriegskinder gerade jetzt? Vielleicht ist ein günstiger Zeitpunkt gekommen, weil die Betroffenen ihre Kraft nicht mehr im täglichen Beruf einsetzen müssen, sondern Kapazitäten frei haben, um die Auseinandersetzung mit dieser Zeit zu führen. Noch etwas anderes kommt hinzu: die meisten der ehemaligen Kriegskinder sind Großeltern. Eine der wichtigen Aufgaben verantwortlicher Großelternschaft besteht darin, Brücke zwischen Ver-

gangenheit und Zukunft für die Enkel zu sein. Als mein
ältester Enkel im Konfirmandenunterricht mit rechtsge-
richteten Parolen von Gleichaltrigen konfrontiert wurde
und gemeinsam mit dem Pfarrer dagegen anging, wurde mir
meine Verantwortung im Blick auf die Geschichte des Dritten Reiches klar. Jede Generation muss sich immer wieder
neu mit diesem historischen Kapitel auseinandersetzen, und
die grau gewordenen Kriegskinder sind die letzten lebenden
Zeitzeugen.

Wenn die heutigen Großeltern über ihre extreme Widerfahrnisse im Krieg berichten, schützen sie die neugieri-
gen Fragen der Enkel davor, nur die eigenen Wunden zu
lecken. Das verlassene Kriegskind verlangt nach Zuwendung, doch der Blick aus Großelternaugen bleibt nicht
im Keller, sondern führt in die Weite, spricht auch über
das Schicksal der Kinder, die Opfer des Rassenwahns der
Deutschen geworden waren, vergisst auch nicht die Kinder
der damaligen Feinde. Durch meine gleichaltrige englische
Freundin weiß ich um das Leid, das der *German Blitz* in
London angerichtet hatte. Im Jahr 2005 veranstaltete das
englische Kriegsministerium eine Ausstellung mit dem Titel
»The Children's War«, die zeigte, was der Krieg für das
Leben von Kindern bedeutete. Die Dokumentation zeigt
die vielen Facetten kindlichen Kriegserlebens und räumt auf
mit der alten Mär, Kinder würden das alles nicht verstehen.
Vielleicht wird es auch in unserem Land eines Tages mög-
lich sein, eine ähnliche Dokumentation zu erstellen.

1 Die ehemaligen Kriegskinder kommen ans Licht

Als die verstärkte Auseinandersetzung mit dem Schicksal
der deutschen Kriegkinder vor wenigen Jahren begann, war
die Rede von der vergessenen Generation; dies führte zu
einem Umdenken.

Mit einer Gruppe von Erwachsenen finde ich mich eines
Morgens zusammen, um gemeinsam über unsere Kindheit
im Krieg zu sprechen. Es sind vorwiegend Frauen und Männer der älteren Generation. Was die verschiedenen Altersgruppen verbindet, ist das Thema des Seminars: »Wenn sich
das Kriegskind meldet«. Offensichtlich haben alle Teilnehmer eine Beziehung zu diesem besonderen Kind. Die meisten kennen es aus eigener Erfahrung und identifizieren sich
mit ihm, weil es einen großen Teil ihrer Kindheit während
des Zweiten Weltkriegs verkörpert.

Die Jüngeren haben den Krieg nicht direkt erlebt, und
doch sind sie mit der Thematik vertraut, da ihre Eltern zu
den ehemaligen Kriegskindern gezählt werden, die nicht
über ihre Widerfahrnisse sprechen wollen. Über das Gespräch mit anderen Zeitzeugen suchen sie nun nach einem
authentischen Austausch. Auf den ersten Blick müssten sie
das nicht tun, schließlich sind sie in der Zeit nach dem Krieg
geboren und im Wirtschaftswunderland Bundesrepublik in
Frieden und Freiheit groß geworden. Doch sie leiden unter

der unterschwelligen Fortdauer des Krieges in ihren Familien, weil ihre alt gewordenen Mütter und Väter noch hinter der Mauer des Schweigens stecken.

Kommentar einer Tochter: »Meine Eltern verdrängen bis heute, was ihnen als Heranwachsenden im Krieg zugemutet wurde. Da brauch ich nur in ihre verhärmten Gesichter zu schauen. Aber durch die Mauer ihrer Abwehr komme ich nicht durch. Alles empörte oder gute Zureden hilft nicht, deshalb habe ich beschlossen, dass ich mich selber auf die Beine mache. Ich will einfach verstehen, wieso ich als nicht direkt vom Krieg betroffene Frau mich so belastet fühle. Manchmal habe ich das Gefühl, eine Last mit mir herum zu tragen, die eigentlich nicht zu mir gehört.«

Kommentar eines Sohnes: »Bei meiner Mutter ist es gerade umgekehrt. Die hört einfach nicht auf mit dem stereotypen Reden über den Krieg. Da könnte ich glatt die Wände hoch gehen, denn es sind immer dieselben Dinge, von denen sie erzählt. Wie auswendig gelernt oder wie eine Schallplatte, die eiert und nicht von der Stelle kommt. Meine Mutter kommt auch nicht von der Stelle. Ihre Worte wecken bei mir heute kein Mitgefühl mehr, emotional erreicht mich das nicht. Aber es ist lästig, und irgendwie tut sie mir auch leid, weil sie den Krieg einfach nicht vergessen kann.«

Kommentar einer Tochter: »Meine Mutter hat Schreckliches erlebt. Beim Luftangriff auf ihre Heimatstadt hat sie ihre ganze Familie verloren und war doch erst zehn Jahre alt. Sie hat entsetzlich gelitten, niemand war da, mit dem sie reden konnte, der für sie sorgte. Von klein auf kenne ich ihre Geschichte, ich habe sie mit der Muttermilch eingesogen, und mehr als einmal habe ich mich gefragt, wer hat eigentlich den Krieg erlebt, ich oder meine Mutter? Das ist furchtbar, dass ich da so reingezogen werde!«

An diesem Vormittag ist viel von Lasten die Rede, von den materiellen, die den zarten Schultern der Kinder auf der Flucht, auf dem Weg zum Bunker oder Keller aufgebürdet worden waren, aber fast noch mehr von den unsichtbaren Lasten der verdrängten Emotionen. Im Rucksack des Lebens, den das Schicksal jedem einzelnen aufgebunden hat, stecken die vielen unausgedrückten Gefühle: Todesängste, Verlassenheitsängste, die Angst, vernichtet zu werden, das grässliche Gefühl totaler Ohnmacht und vollständigen Kontrollverlustes. Überwältigt von einer Macht der Zerstörung, die Kindern den Blick in die Abgründe des Grauens zugemutet hatte. Daran tragen viele schwer, und sie müssen sich nüchtern eingestehen, dass der Krieg sich aus der Biografie nicht ausradieren lässt.

Das ist jedoch nicht alles. Wir blicken nicht nur zurück, um unseren Gefühlen auf die Spur zu kommen, auch der Wut und Aggression gegen das, was war, sondern wir wollen mehr. Uns treibt eine innere Kraft, sie lenkt unsere Gedanken, Fantasien und Empfindungen zurück in die Vergangenheit, weil es offensichtlich zum Entwicklungsprogramm des Älterwerdens gehört, mit der Anfangszeit unseres Lebens Frieden zu schließen – erst recht, wenn diese furchtbar war.

Die Kraft, die uns treibt, wirkt als Ansporn, sich dem Kind zuzuwenden, das jeder von uns im Krieg und danach gewesen war. Wir tun das in einem Alter, in dem wir uns an Enkelkindern freuen, in deren Gesichter schauen und dort die ganze Palette kindlicher Emotionen finden. Eine dankbare innere Stimme sagt: »Gott sei Dank, die Enkel dürfen in Freiheit aufwachsen«, während eine resignierende meint: »So gut hätte ich es auch gerne gehabt!« Da sind sie also wieder, die dunklen Schatten der Kriegskindheit. Keinem sind sie willkommen.

Der Weg der emotionalen Auseinandersetzung

Jeder Erwachsene, dessen Kindheit vom Zweiten Weltkrieg überschattet war, hat eine ganz eigene Geschichte zu erzählen. Der Weg der emotionalen Auseinandersetzung verläuft bei den Betroffenen in ähnlichen Bahnen: Am Anfang geht es immer um das *Erinnern*. Zurück an die Anfänge des Lebens, zurück in die dunkle Zeit, denn das Dunkel der Kriegskindheit will sich verändern, weil die Kraft der Erinnerung Licht bringt und das Vergangene neu belebt. Auf einmal wird es hell, und ein spannender Prozess beginnt. *Mnesonyme*, wie die Griechen die Gabe der Erinnerung nannten, ist am Werk. Sie hilft dabei, das Vergangene in die Gegenwart zu holen, um es dort wirken lassen, damit es in die Zukunft hinein strahlen kann.

Beim Schreiben muss ich ab und zu innehalten, weil die Thematik mich bedrängt. Vor meinem inneren Auge steigen Bilder auf. In die eingestanzten Erinnerungen an die vertrauten Ruinenstädte kommt Bewegung. Da öffnet sich langsam eine schwere Tür und gibt den Blick frei auf einen dunklen Raum. Im Lichtstrahl der offenen Tür sehe ich Kinder. Es sind viele, eine ganze Schar; sie bewegen sich vorsichtig und zaghaft trippelnd vorwärts. Die Botschaft dieses Bildes wird mir schnell klar: Die eingesperrten und vergessenen Kriegskinder sind aufgewacht und drängen ins Licht.

Vor mir auf dem Tisch liegt ein altes Foto, das mich als Kind im Garten am Ende des Krieges zeigt. Dieses Bild begleitet mich seit vielen Jahren, doch nun erwacht es zu neuem Leben. Es ist mir, als ob das Kind mit am Schreibtisch sitzt. Dann schreibe ich also nicht allein, vielmehr in Co-Autorenschaft mit dem kleinen Mädchen, das ich einmal war. Es hat eine besondere Bedeutung bekommen, denn es ist mein authentischer Zeuge der Kriegereignisse. Ich bin froh, dass wir einen guten Kontakt miteinander haben.

Begleitet werden die Rückblicke ins vergangene Erleben mit Gefühlen der *Trauer* und des Schmerzes. Nun ist auch die Zeit, in der die ungeweinten einsamen Tränen fließen dürfen und niemand sich mehr deswegen schämen muss. Damit ist der Weg jedoch noch nicht zu Ende, denn auch die im Krieg massiv unterdrückte Emotion der Wut taucht auf. Sie richtet sich gegen den Krieg, hadert mit dem als ungerecht empfundenen Schicksal der Kriegskindheit, beseitigt aber auch Schlacken, so dass die alten Ablagerungen das Fühlen und Denken nicht länger belasten. Danach macht sich ein Gefühl der Freiheit breit und ermöglicht neue Sicht- und Denkweisen. Die Schuppen fallen von den Augen, und die Vergangenheit erscheint in einem neuen Licht. Die geistige Welt der älter werdenden Menschen hat sich geweitet.

Das Ziel der Auseinandersetzung mit der Kriegskindheit heißt *Aussöhnung* und innere Befriedung. Am Ende gibt es keinen dunklen Schleier mehr. Das Vergangene findet sich an einem frei zugänglichen Ort. Die Bruchstücke des Lebensanfangs im Krieg sind ins Ganze der eigenen Biografie eingefügt; ein neuer, Halt gebender Wurzelboden hat sich gebildet.

Was innere Richter über die Dauer vieler Jahrzehnte unterbunden hatten, konnte sich verändern. Endlich darf das Kind, das ich im Krieg gewesen bin, in meine Biografie integriert werden, muss kein Schattendasein mehr fristen. Endlich darf sich jeder in seinem Inneren als Kriegskind orten und outen. Sich outen, nach außen gehen, auf etwas hinweisen, mit dem niemand gerechnet hat, zu etwas stehen, was aus dem Üblichen fällt. Dieser Vorgang wird immer erst dann möglich, wenn Scham und Schuld gewichen sind.

Scham und Schuld als Lebensbegleiter

Warum hat es so lange gedauert, bis sich die Tür zum Verlies der Kriegskindheit geöffnet hat? Warum heute und nicht vor Jahren? Wo waren die Erinnerungen, die sich auf einmal melden? Wieso sind sie erst heute so offen zugänglich? Die Antwort auf diese Fragen liegt hinter dicken Mauern, welche Scham und Schuld gebaut haben, denn wir sind Kinder von Müttern und Vätern, die uns im Dritten Reich gezeugt haben, und wir gehören einem Volk an, das den Krieg nicht nur verloren hat, sondern auch die Verantwortung für ihn trägt. Wenn heute endlich die Mauern von Schuld und Scham zusammenbrechen, dann kommen Kinder zum Vorschein, die von klein auf mit der kollektiven Scham und Schuld des deutschen Volkes beladen waren, welche ihnen das Leberecht ihrer Erinnerung genommen hatte.

Schuld war ein Phänomen, das in der Sozialisation von Kindern und Jugendlichen nach dem Zweiten Weltkrieg eine große Rolle gespielt hat. Aus heutiger Sicht erscheint es banal, wenn ein Kind mit einer dreckigen oder zerrissenen Hose nach Hause kommt. Nach dem Krieg war das Anlass für eine rigorose Strafaktion, bei der es nicht nur Hiebe gab, sondern die Saat quälender Schuldgefühle ausgestreut wurde. Diese zeigt bis heute Wirkung und stellt eine Form der Weitergabe von Schuld der Elterngeneration an die Kinder dar. Viele der ehemaligen Kriegkinder klagen besonders über dieses quälende Kapitel ihrer Kindheit. Wer so oft zu hören bekommt, dass er schuldig ist, fühlt sich wie der letzte Dreck und strengt sich besonders an, um erfolgreich und gut zu sein, anzukommen bei den anderen, das eigene Unvermögen zu überspielen, Schwäche schon im Keim zu ersticken, die Grenzen der eigenen Belastungsfähigkeit zu negieren, um ein geachtetes Mitglied der Gesellschaft zu werden.

Kinder sind ideale Sündenböcke. Sie sind immer zur Hand, sind klein und verletzlich, darauf angewiesen, in einem loyalen Verhältnis zu Vater und Mutter zu stehen. Die Sündenböckchen wuchsen in den entsprechenden Familiensystemen zu stattlichen Sündenböcken heran. Natürlich wurde die Bereitschaft zur Schuldübernahme der Kinder unterstützt durch den rachesüchtigen Gott des Alten Testamentes, der zum schwarzen Mann wurde, vor dem so viele Kriegskinder Angst hatten. Er rangierte noch vor dem Kohlenklau!

Schuldzuweisungen dienen der Entlastung; die suchten die Erwachsenen während des Krieges und danach. Als schmerzhaft bewusst wurde, wie die Illusion des tausendjährigen Reiches zerstört wurde; als Enttäuschung, Angst und Ratlosigkeit die Herzen der Menschen überschwemmte, weil sichtbar wurde, welche Gräuel Deutsche an den jüdischen Mitbürgern verübt hatten, da wuchs die Mauer aus Scham und Schuld riesengroß. Menschen, die sich schämen und schuldig fühlen, verstummen. Die Last der Schuld war unermesslich. Kein Wunder, dass sich mir ein Wort aus der Nachkriegszeit besonders eingeprägt hat: »Lastenausgleich« – ein Begriff, der im Zusammenhang mit finanzieller Wiedergutmachung gebraucht wurde. Die Last der Schuld bedrückte. Um Männern und Frauen die Absolution zu erteilen, hätten deshalb eigentlich die Beichtstühle nach dem Krieg Tag und Nacht voll sein müssen. Vielleicht war die Schuld einfach zu groß. Zwar gab es das Engagement beider Kirchen in Deutschland, doch wie soll ein Volk, das einen Weltkrieg zu verantworten hat, Buße tun? Gab es überhaupt jemanden, der berufen war, ein Urteil zu fällen, eine Strafe zu verhängen?

Als Kinder spielten wir tagelang auf der Straße ein Spiel, das wir »Deutschland erklärt den Krieg« nannten. Jedes

Kind bekam das Land eines ehemaligen Kriegsgegners zugeteilt. Wenn der Spielleiter gerufen hatte: »Deutschland erklärt den Krieg gegen England«, dann mussten die entsprechenden Kinder losrennen. Wurden sie gefangen, kamen sie ins Gefangenenlager. Wie alle Kinder hatten auch wir nach dem Krieg das ausagiert, was in der Luft lag, was wir unbewusst von den Erwachsenen wahrgenommen hatten: den Krieg erklären, gefangen genommen werden, schuldig sein.

Aus meiner Erinnerung taucht ein Bild auf: In der Endphase des Krieges wird das nahe gelegene Pforzheim bombardiert. Meine Mutter und einige Nachbarinnen sitzen mit uns Kindern in einem Bunker, der versteckt in der Nähe eines Steinbruchs liegt. Eine Rotkreuz-Schwester ist bei uns und löffelt den Kindern zur Stärkung und gegen den Durst eingemachtes Obst in den Mund. Als sie reihum geht, sagt eine alte Frau plötzlich mit drohender Stimme: »Ihr Kinder seid schuld, dass die Flieger alles kaputt machen. Ihr seid schuld, weil ihr den Teller nicht leer gemacht habt! Schämt euch!« So krochen Schuld und Scham in die kleinen Herzen der Kinder. Eine alte Frau voll Todesangst schafft sich Erleichterung, indem sie das Unerträgliche auf die Seite der Kinder schiebt. Keines hat diese Worte vergessen.

Was haben diese unangenehmen Gefühle der Schuld und Scham mit uns gemacht? Scham ist ein sehr schmerzhaftes Gefühl, über das schwer zu sprechen ist. Im Bunker war die existentiell bedrohliche Seite der Scham virulent. Jede abgeworfene Bombe erhöhte das Gefühl der eigenen Nichtigkeit. Die Luft im Bunker war dick und stickig, voller Verlassenheit und Angst vor Vernichtung. Unerträglich war das für die böse alte Frau. Sie griff zum ältesten Instrument im Umgang mit schwer auszuhaltenden Emotionen: sie wehrte ab, indem sie uns Kinder beschämte. Noch hatte die Scham-Kultur des Dritten Reiches nicht an Macht verloren. Sie war

gekennzeichnet durch die Größenfantasie des tausendjährigen Reiches und einer Idealisierungen der arischen Rasse.
Abgewehrt wurde alles Schambesetzte auf Juden und alle
die, welche die nationalsozialistische Ideologie zu Unter-
menschen abgewertet hatte

Scham gehört zu den wenig geschätzten Emotionen; sie
nimmt im inneren Regulationssystem einen Platz als Wäch-
terin an der Grenze zwischen Innen und Außen ein. Sobald
diese Grenze verletzt wird, tritt sie in Aktion. Im Angesicht
des Todes, wenn Ohnmacht und Vernichtungsangst über-
wiegen, ist sie von existentieller Natur und schützt das in-
nerste Sein, indem sie Menschen ganz auf sich selbst zu-
rückwirft. Dann wankt der bisher Halt gebende Boden
unter den Füßen, Abgründe tun sich auf, und das Gefühl, in
die Tiefe zu fallen, überwiegt. Die Stunde der Gottverlassenheit hat geschlagen. Im Angesicht des Todes taucht noch
ein weiterer Aspekt der Scham auf: Die Überlebenden schämen sich, weil sie überlebt haben, und fühlen sich schuldig.

Das Bemühen, die mit Schuld und Scham einhergehen-
den inneren Befindlichkeiten zu unterdrücken, liegt nahe.
Für die Generation der Eltern war es unerträglich, mit diesen belastenden Inhalten ihrer Kriegserlebnisse in Kontakt
zu bleiben. Diese waren nicht zum Aushalten! Schon die Erinnerung daran hätte ihren Überlebenswillen bedroht. Offensichtlich gehört es zu einem Kennzeichen der Interak-
tion zwischen den Generationen, dass jüngere Schultern
übernehmen müssen, was die älteren nicht zu tragen bereit
sind. Die systemische Psychologie spricht in diesem Zusammenhang von Delegation.

Viele Märchen erzählen von genau diesem Motiv in bild-
hafter Sprache und zeigen in ihrem Handlungsablauf, wie
sich ein Märchenheld mit der Last auseinandersetzt, die ihm
der Vater oder die Mutter aufgebürdet haben. Solche Wege

sind Individuationswege, die zeigen, wie die Ablösung aus den Schuldverstrickungen mit den Eltern gelingen kann. Doch am Anfang geht meist der Vater, der in Armut geraten ist, in den Wald, sucht Hilfe, trifft auf eine dämonische Helfergestalt wie den Teufel oder einen geheimnisvollen Herrn namens Graumantel, nimmt dessen dunkle und bedrohliche Seite nicht wahr, sondern greift gierig nach den Hilfsangeboten. Als Belohnung verlangt der helfende Dämon das erste lebende Wesen, das dem Vater bei der Heimkehr über den Weg läuft. Das ist meist ein junges Mitglied der Familie, dem letztendlich nichts anderes übrig bleibt, als sich mit dem Schlamassel, den der Vater angerichtet hat, auseinanderzusetzen. Es beginnt ein Weg, der in die Konfrontation mit dem verdrängten Schatten führt.

Wenn ich die Weisheit des Märchens auf die Situation der größer gewordenen Kriegskinder in den Jahren nach dem Krieg übertrage, muss die stillschweigend übernommene Schuld und Scham über die Verbrechen der Elterngeneration nicht erneut in die Lähmung führen, sondern kann zu einem mächtigen Impuls für Neues werden. Die Auseinandersetzung mit der Schattenseite der Vergangenheit kann auch in die Bereiche der Kunst führen, dort wird das grauenvolle Leiden transformiert.

Unablässig haben wir in den 50er Jahren in der Schule und in der Jugendgruppe diskutiert über das Schicksal der Juden, immer wieder die Frage gestellt: Wie konnte es geschehen, dass so viele *normale* deutsche Menschen das große Unrecht nicht verhindern konnten? Unsere intensive Auseinandersetzung mit dem Leben des Kriegskindes Anne Frank, das wir aus dem hinterlassenen Tagebuch kannten, gab eine Möglichkeit des Verstehens. Gleichzeitig hatten wir einen jüdischen Menschen vor uns, mit dessen Leben wir uns identifizieren konnten. So bekamen wir eine Ahnung davon, was der Nationalsozialismus mit jüdischen Menschen gemacht hatte. Die Identifikation mit dem Leiden des Mädchens Anne Frank ließ die Schuld zu, die Trauer und den Schmerz über den Tod eines Mädchens, das nicht in eine neue Zeit hatte hineinwachsen dürfen wie wir.

Die Alliierten muteten der jungen Generation des Tätervolkes den Film »Nacht und Nebel« zu. Schulen mussten geschlossen daran teilnehmen, um zu sehen, was ein KZ ist und welche Gräuel dort Tag für Tag verübt worden waren. Diese Aktion war Bestandteil des Umerziehungsprogrammes in den Jahren nach dem Krieg. Im Kino saßen die größer gewordenen Kinder, die ihre eigenen Kriegserlebnisse mit sich herumtrugen. Es war noch nicht an der Zeit, darüber zu sprechen. Gleichzeitig habe ich rückblickend den Eindruck, dass wir bei der intensiven Beschäftigung mit der dunklen Seite des Krieges im Leid unbewusst immer auch mit gemeint waren. Aber der Schock über das, was anderen Menschen angetan worden war, steckt mir nach diesem Film noch heute in den Knochen. Die Bilder von den Leichenbergen verursachten grässliche Albträume.

So leicht, wie manche denken, wurde es den ehemaligen Kriegskindern in den 50er Jahren nicht gemacht. Doch sie wandelten diese Widerfahrnisse um in Kräfte, die sich im hohen Ethos der Wiedergutmachung und Versöhnung ausdrücken konnten. Viele Jugendliche trieb es geradezu in Aktivitäten der Aktion Sühnezeichen, um dort die furchtbare Schuld umzuwandeln. Die junge Generation der Täter durfte Wege gehen, die ihren Eltern verwehrt waren. Als der erste Brief meiner englischen Brieffreundin aus London im Jahre 1953 bei uns zu Hause auf dem Tisch lag, war nicht mehr die Rede davon, dass nur wenige Jahre zuvor ihr Vater bei den Luftangriffen auf Pforzheim im Cockpit gesessen hatte, während mein Vater als ohnmächtiger Feuerwehrmann dieses Inferno in der brennenden Stadt erlebt hatte. Der Krieg war vorbei, und warum sollten wir Mädchen über unsre Kriegserlebnisse sprechen? Es dauerte noch viele Jahre, bis ich erfuhr, dass meine Freundin während der Angriffe der Deutschen auf London evakuiert worden war und ohne ihre Mutter bei einer Pflegefamilie auf dem Land lebte.

Der Krieg war allgegenwärtig und spielte in der Schule der 50er Jahre eine große Rolle, denn die meisten Lehrer waren Kriegsteilnehmer gewesen. Meine Französischlehrerin war bei einem Bombenangriff schwer verletzt worden und hatte eine bleibende Behinderung davongetragen, aber das hielt sie nicht davon ab, mich für die französische Kultur zu begeistern. Sobald sie hinterm Pult saß, blickte mich und meine Klassenkameraden eine Frau an, die niemanden mit ihrem Leid belastete, sondern ein Feuer der Begeisterung für alles, was französisch war, in uns entfachte. Wir deklamierten die Fabeln von Lafontaine, vor allem die vom reichen sterbenden Bauer, der seinen Kindern einen Rat gibt, den wir uns als Kriegskinder auch zu eigen machten: »Remuez votre champ dès qu'on aura fait l'oût: Creusez, fouillez, bêchez; ne laissez nulle place où la main ne passe et repasse.« »Verkauft den Acker der Vorfahren nicht, geht mit eurem Erbteil sorgsam um: Ackert ausdauernd und unermüdlich, denn dort ist ein Schatz verborgen.« Die Arbeit mit dem Acker steht als Symbol für die Arbeit an der eigenen Geschichte, und die Fabel verspricht, dass es sich lohnt, nach Verborgenem zu suchen, da es zum kostbaren Schatz werden kann.

Doch die Mehrzahl der Lehrer waren ehemalige Frontsoldaten, die voller Kriegserlebnisse steckten und froh waren um jede Schülerfrage, die ihnen Gelegenheit gab, von der Front zu erzählen. Ein einziges Stichwort wurde zum Auslöser der Erinnerung, und schon entstand ein buntes

Bild der Geschehnisse. Es wurde heldenhaft gekämpft und auffallend wenig gestorben. Die Worte rochen nach Knobelbecher und Gulaschkanone, Post von der Heimat, Landser-Idylle mit Mundharmonika und Lili Marleen, Balalaika spielenden Russen und Machorka rauchenden Kathinkas, die barfuß durch den russischen Morast wateten.

Warum wollten wir diese Geschichten immer wieder hören? Wir wollten Anteil haben an der Geschichte des Landes, in dem wir lebten. Wir suchten nach Orientierungspunkten, um das Vergangene zu verstehen. Natürlich trieb uns auch der Wunsch der jungen Generation nach Kontinuität. Alles um uns herum war zusammengebrochen. Zwar wurde wieder aufgebaut, doch so vieles lag im Dunkeln. Durch die Kriegsgeschichten kamen wir auf eine sehr einseitige Weise in Kontakt mit dem Fluss der Geschichte des Volkes, dem wir angehörten. Unbequeme Fragen stellte keiner, das hat sich damals niemand getraut. So blieben die Schilderungen unhinterfragt, lagerten sich in unseren Herzen und Köpfen ab und bestärkten den Eindruck des allgemein herrschenden Gebots: »Rühr mich nicht an! Finger weg!«

Einmal hatte ich versucht, doch daran zu rühren. Mit meinem Vater durfte ich in den für meine Altersgruppe eigentlich verbotenen Film »08/15«. Ich saß unter Männern, die alle im Krieg gewesen waren, fühlte mich sehr aufgewühlt und hätte ein Gespräch mit meinem Vater nach dem Film sehr gebraucht. Doch es kam nicht dazu. Er sagte nur einen Satz: »So war es nicht. Es war ganz anders!« Für mich klang das Wort »anders« nach »schlimmer«. Unsere Wege hatten sich getrennt. Vater ging zum Stammtisch, und ich grübelte über diesen Satz, voller Enttäuschung darüber, dass sich die gewohnte Sprachlosigkeit trotz des gemeinsamen Kinoerlebnisses wieder eingestellt hatte. Gegen diese Mauer war nicht anzukommen! Es war die Ausnahme, wenn ein von der Front heimkehrender Vater seinen Kindern erklärte: »Wir haben den Krieg zu verantworten, und wir haben ihn verloren. Es ist unsre Schuld, was geschehen ist, und es ist unsre Schuld, was mit uns geschieht!«

Wie sehe ich die Vergangenheit?

Meine Zeitreise in die Vergangenheit macht deutlich, dass die Jahre des uneingeschränkten Wirtschaftswachstums die Narben des Krieges gut verhüllt hatten. Doch nun erfolgt für meine Generation in einem Alter, in dem die familiären Pflichten den eigenen Kindern gegenüber längst getan sind, eine erneute Annäherung an die Kriegszeit. Es ist noch nicht alles ans Licht gekommen. Wir versuchen Worte zu finden für das, was wir bisher nicht haben sagen können. Offensichtlich verändert sich ein Zustand partieller innerer Lähmung.

Mein Erleben als Kind, das im eiskalten Winter 1941 geboren wurde, ausgerechnet am Tag des Bethlehemitischen Kindermordes am 28. Dezember, teile ich mit vielen meiner Generation. Die Widerfahrnisse des Krieges sind uns wichtig geworden. Wir suchen eine Sprache, um dem Kind, das jeder damals war, gerecht zu werden. Aber immer wieder sind vorwurfsvolle Stimmen zu hören, die uns das Schicksal der jüdischen Kinder vor Augen halten. Ob die Behauptung stimmt, das Leid der Kriegskinder sei hinter dem Leid der Kinder des Holocaust übersehen worden? Was machen wir mit solchen Sätzen? In der Vergangenheit weckten sie Scham und Schuld, aber heute ist die Situation anders.

Das Kind, das ich war, das ich bin, drängt mich in den Keller, es will gesehen werden. Es hat nichts dagegen, wenn ich ihm von anderen Kindern erzähle, die Leid erfahren haben. Das Kriegskind kennt das Grauen und hält sich nicht die Ohren zu, wenn es vom Elend anderer Kinder hört, die in den Armen ihrer Mütter erschossen wurden, am Straßenrand liegen blieben oder aus fahrenden Zügen geworfen wurden, damit sie vielleicht gefunden werden und weiter leben dürfen. Dem Kind, das so lange gewartet hatte, bis es sich in Träumen und inneren Bildern konkretisiert hat, ist das Dunkel vertraut. Es schreit nicht nach Wiedergutmachung, will auch nicht bemitleidet werden. Dafür lenkt es die Aufmerksamkeit auf schmerzhafte Ereignisse, die sich in Träumen niederschlagen.

»Auf einem von Efeu überwucherten Gelände bewegen sich kleine Kinder. Sie sind im gleichen Alter wie ich während des Krieges. Sie sind nicht allein. Zwei ländlich angezogene mütterliche Frauen aus dem Osten sind bei ihnen. Die Kinder sind emsig dabei, Efeuranken in die Höhe zu halten, und entdecken kleine Kindergräber. Es gibt keine Kreuze oder Grabsteine, keine Namen. Es sind anonyme Kindergräber.«

In meinem Traum finden die Kriegskinder anonyme Kindergräber und werden dabei begleitet von Frauen aus dem Osten, Landarbeiterinnen, guten, verlässlichen, mütterlichen Frauen. Wer ist dort begraben? Ich weiß es nicht. Vielleicht weist der Traum mich, das überlebende Kriegskind, darauf hin, mich um das Andenken der anonym gestorbenen Kinder zu kümmern. Wie viele Kinder wurden getötet, erschossen, mit der Hacke erschlagen, erwürgt, erstickt? Wie viele Kinder sind verhungert und verdurstet? Wie viele behinderte Kinder wurden abtransportiert und getötet? Wie viele Zigeunerkinder sind verschollen? So viele Kinder wurden verlassen und verloren, alleingelassen, selbst beim Sterben.

Solange ich diese Kinder im Blick habe, bin ich davor gefeit, mich als Kriegskind zu wichtig zu nehmen. Es ist, als ob die toten Kinder den überlebenden sagen: »Vergesst uns nicht, denkt an uns, dann leben wir in eurem Gedächtnis weiter, dann sind wir nicht verlassen. Lenkt eure Gedanken zu uns. Wir waren so alt wie ihr. Uns hat keiner ein Lebensrecht gewährt, für uns hat keiner gebürgt. Wir wären so gerne nach Amerika ausgewandert, aber niemand hat uns ein Visa gegeben, niemand hat für uns gebürgt. Wir wurden getrennt von Mama und Papa, Bruder und Schwester. Ihr habt keine Schuld. Im Krieg haben Kinder keine Schuld. Aber vergesst uns nicht.«

Vielleicht ist es so. Die überlebenden Kinder des Zweiten Weltkriegs haben keine Schuld – aber sie haben eine große Verantwortung.

Tränen dürfen fließen

Auch das gehört zu den neuen Erfahrungen ehemaliger Kriegskinder. Urplötzlich fangen sie an zu weinen, können nichts dagegen tun, lassen es geschehen, weil sie spüren: Das sind ungeweinte Tränen der Kriegskindheit. Nun fließen sie ungehemmt aus den Augen älterer Männer und Frauen; niemand muss diese Tränenausbrüche abwehren. Es waren ja nicht die frohen Gefühle, die verdrängt werden mussten, sondern der Schmerz und die Trauer über das furchtbare Geschehen.

Tränen hatten keinen Platz in einer Zeit, in der die Schlacht ums Überleben jeden Tag gekämpft werden musste. Erwachsene und Kinder kämpften Seite an Seite an der Heimatfront. *Ich hatt' einen Kameraden, einen bess'ren find'st du nicht, die Trommel rief zum Streite, er ging an meiner Seite im gleichen Schritt und Tritt ...* »Jedes Kind, das die Frau zur Welt bringt, ist eine Schlacht, die sie besteht für das Sein oder Nichtsein des Volkes.« Das sagte Hitler in einer Rede vor der NS-Frauenschaft (vgl. Frevert 1989, S. 53).

Und nun waren Mutter und Kind selber Teil der großen Schlacht. Die Mütter hielten sich heldenhaft, weil sie sich und ihre Kinder nicht in blinder Gefühlsduselei verwöhnten, sondern das Heroische förderten. Als der Krieg zu Ende war, fiel es vielen Müttern schwer, die Verpanzerungen abzulegen.

Heute weisen Tränen den Weg. Der von angestauten Tränen belastete Körper befreit sich von geronnenem Schmerz, von seelischen und körperlichen Ballaststoffen aus dem Störfeld des Krieges. Sobald sie abgebaut werden, löst sich der innere Druck, der sich aus Angestautem gebildet hatte. Endlich können sich die einsamen Tränen lösen, kommen in Fluss.

Kommentar eines Mannes: »Anfangs hielt ich das nicht für normal. Ohne ersichtlichen Grund laufen mir Tranen übers Gesicht, ich kann das nicht stoppen. Seit ich weiß, womit das zusammenhängt, kann ich besser damit leben. Es klingt noch ungewohnt, wenn ich als Mann sage: Es ist das Kind in mir, das weint. Aber es ist so. Durch die Tränen bin ich in Berührung mit Situationen der schmerzhaften Vergangenheit. Dann bin ich im alten Film, stehe mit meiner Mutter, dem Bruder, der Großmutter und der Patentante an der tschechischen Grenze. Dort ist das passiert, was für mich die schlimmste Kriegs-Erfahrung war. Die Soldaten hatten zuerst die Frauen gefilzt, die mussten sich ausziehen, weil sie verdächtigt wurden, Schmuck zu schmuggeln. Dann kamen wir Kinder dran. Ich musste meinen Rucksack ausleeren, und der Soldat nahm mir einfach meinen Teddy weg. Dann heulte ich los vor Schmerz und wollte mich wehren, wollte meinen Teddy wieder haben, doch der Mann lachte mich aus, und meine Mutter schlug mir mit der Hand auf den Mund und befahl: ›Sei still!‹«

Für den Jungen war der Verlust des Teddys ein fürchterliches Ereignis. Ganz plötzlich wurde er in eine Gefahrensituation hineinkatapultiert, auf die er nicht vorbereitet war. Mit dem Teddy in der Hand hatte er sich gut und geschützt gefühlt. Auch das Alleinsein in der Nacht war leichter zu ertragen, und in vielen erschreckenden Begebenheiten blieb der Teddy ein wichtiger Gesprächspartner. Mit der Puppe oder dem Teddy im Arm schaffen sich Kinder innere Schutzrepräsentanzen und gewinnen an Sicherheit.

Wieso schlägt die Mutter ihrem Kind auf den Mund? Das Überschreiten der Ländergrenze war gefährlich. Oft wurden Flüchtlinge ohne Grund festgehalten. Die Mutter hatte Angst, der Soldat würde dem schreienden Kind etwas Böses antun. Unter den Flüchtlingen kursierten Horrorgeschichten über die unberechenbaren Männer in Uniform. Da war oberstes Gebot: Still sein, nicht auf sich aufmerksam machen, keinen Mucks von sich geben. Wie ein roter Faden läuft dies durch die Erzählungen der Kriegskinder: Nichts Inneres darf nach außen! In die Schutzmauer der Abwehr darf keine Bresche geschlagen werden! Wer hält den Anblick eines schluchzenden Kindes im Krieg aus? Was geschieht, wenn die Mutter angesteckt wird von den Tränen ihres Kindes und die Fassung verliert, keinen Halt mehr geben kann?

Tränen aushalten, warten, bis sich das traurige Gefühl verändert, das sind Tugenden, die wir ehemaligen Kriegskinder nicht von klein auf gelernt haben. Weinen galt als Schwäche. Weinende Kinder wurden ausgelacht und beschämt, damit sie lernten, sich das Weinen zu verbeißen. Heute wissen wir es besser: Weinen ist eine Form der Selbstregulation, denn über das Weinen findet ein Kind aus der inneren Anspannung heraus und balanciert sich neu aus. Genau das geschieht auch, wenn die Älteren die Tränen weinen, die ihnen als Kind verwehrt waren. Auf diese Weise verändert sich ein inneres Ungleichgewicht, das zur

Grundausstattung der meisten Kriegskinder gehört hatte. Ich schaue in weinende Gesichter und staune über die Kräfte menschlicher Natur, die nach so vielen Jahren danach strebt, ein Ungleichgewicht neu auszutarieren.

Im Spiegel seiner Generation

Für Jugendliche ist die Zugehörigkeit zu einer peer-group wichtig. Sie finden sich wieder, erfahren Bestätigung, tauschen sich aus, stoßen auf Entsprechung und erhalten wichtige Impulse für ihre Sozialisation. Wie ist es mit älter werdenden Menschen? Auch sie brauchen den Kontakt mit Menschen ihres Alters, um das große Bedürfnis, zu erzählen und zuzuhören, zu befriedigen. Es gehört zu den Aufgaben des älter werdenden Menschen, sich mit seinen Wurzeln auseinanderzusetzen und zu versöhnen.

In diesem Prozess spielt die Integration früher Kriegs-Erfahrungen eine wichtige Rolle. Die Ereignisse immer wieder Revue passieren zu lassen ist nicht Ausdruck von Nostalgie oder einer *sentimental journey*, sondern Ausdruck des kreativen Prozesses *Erinnerungsarbeit*, der mit einem Gewinn an Lebensqualität belohnt wird. Die ehemaligen Kriegskinder wissen: Jetzt ist die Zeit und die Chance, endlich ihre Geschichten zu erzählen. Sie wissen auch, dass es höchste Zeit ist, die noch lebenden alten Eltern zu befragen und, wenn diese sich verweigern, im Kreis der Verwandten und Freunde nach denen zu suchen, die damals dabei waren. Ganz konkrete Fragen stellen sich: Wer saß eigentlich neben mir im Bunker? Stimmt das wirklich, dass die Großmutter zu einem russischen Kommandanten ging und um Milch für die Kinder bat? Mit wem bin ich damals ins Kinderland verschickt worden? Mussten wir Kinder wirklich nur mit der Mutter die weite Reise auf der Landstraße zu dem Bauernhof machen, in dem wir evakuiert waren? Wie hieß eigentlich das Kind aus unserer Straße, das bei einem Fliegerangriff umkam? Auch das wird wichtig: Zuhören, wenn andere vom Krieg erzählen, denn das gegenseitige Erzählen ist verbunden mit einer Neubewertung der Ereignisse im Krieg. Da gehen plötzlich Lichter auf, werden Zusammenhänge klar, werden überholte Einstellungen über Bord geworfen, bildet sich ein neues Bewusstsein.

Mein Prozess der Annäherung an die Kriegskindheit begann mit dem Ausbruch des Irak-Krieges. Von Anfang an war sie begleitet von einem intensiven Austausch mit Menschen meiner Generation. Jeder hatte seine ganz eigene Geschichte zu erzählen, und keiner von uns hatte vorher davon gewusst. Dieses Kapitel unseres Lebens war Neuland. Es tat gut, in Gesichter zu schauen, die das Leben gezeichnet hat, mit Menschen zu sprechen, die in derselben Zeit groß geworden sind. Von Anfang an war Vertrautheit zu spüren, denn der gemeinsame Erfahrungshintergrund schlägt sich nieder im Code bestimmter Reizwörter wie *Stalingradwinter, Bleyle-Hosen, Volksempfänger, Lebertran, Kohlenklau*, die innere Bilder, Gedanken, Gefühle und Fantasien wecken, ohne dass sie erläutert werden müssen. So bildet sich ein ganz natürliches und selbstverständliches Mitgefühl. Man schwingt sich aufeinander ein, so dass jeder sich äußern kann. Sprache bildet sich im Spiegel des Gegenübers. »Eigentlich wollte ich nur zuhören. Doch plötzlich habe ich einfach auch erzählt.«

Gemeinsame Erinnerungen bauen Brücken zwischen früher und heute und stärken das Bewusstsein für die eigene Kontinuität. Auf einmal bin ich nicht mehr isoliert mit meinen Erinnerungen an den Krieg, sondern finde mich eingereiht in den Kontext meiner Generation. Das gleicht einem Vitaminstoß für die eigene Identität. Doch es geschieht noch etwas anderes: Die Motivation der Gespräche geht aus von dem Kriegskind, das so viele Jahre vergessen war. Das Kind, das ich war, wird wieder lebendig im Kontakt mit anderen ehemaligen Kriegskindern. Niemand hält ihnen den Mund zu. Im Gegenteil, sie dürfen lachen, weinen, trauern, den Kopf schütteln und staunen über das, was in Gang gekommen ist. Die Parole *Nur keinen Mucks!* hat endgültig ihre Gültigkeit verloren. Nun heißt es *Du darfst alles sagen.* Was während des Krieges nie möglich gewesen war, wird heute spürbar: Ein Gefühl der Solidarität ehemaliger Kriegskinder. Ein Wir-Gefühl, das sich in meinen Ausführungen an der einen oder anderen Stelle ausdrückt, wenn ich nicht von mir als Einzelperson spreche, sondern das persönliche Fürwort *Wir* benutze.

Ins Gedächtnis eingestanzte Erinnerungen

Im autobiografischen Gedächtnis der älteren Generation hat der Krieg seinen Platz und gilt als prägendes und schicksalhaftes Ereignis, das sich immer wieder aufdrängt. Das häufige Erzählen der gleichen Geschichten im selben Wortlaut führt oft zu Konflikten zwischen der mittleren Generation der erwachsenen Kinder und den Älteren. Für die Jungen sind diese Fragmente der Erinnerung irgendwann die ollen Kammellen, die sie nicht mehr hören wollen; sie können nicht nachvollziehen, dass hinter diesem Wiederholungszwang auch ein Selbstheilungsversuch der Psyche stecken kann. Die besonderen Begebenheiten sind eben traumatische Erfahrungen, deren Niederschlag im Gedächtnis fixiert ist und sich deshalb häufig aktualisiert. Die Zuhörer spüren eine gewisse Starre beim Erzählen, die sich in stereotypen Worten, Gesten und Redewendungen niederschlägt. Die sonst übliche sprachliche Differenzierungsfähigkeit versagt, weil der Zugang zu den Erinnerungen nicht offen und frei, sondern blockiert ist.

Dem Mangel an verbaler Geläufigkeit steht ein Übermaß an intensiven Gefühlen und fotografisch exakt abgespeicherten Bildern gegenüber, die nicht zu löschen sind. Die authentischen Worte fehlen jedoch. Erst der Prozess der Wieder-Annäherung kann zur Sprachfindung führen. Dann erhalten die Bilder ihren entsprechenden Text, der die affektive Unterlagerung mit einschließt. Am Ende kann sich das Geschehen in das Selbst- und Weltbild integrieren.

Ein Mann erzählt: »Ich sehe mich immer wieder in der Uniform des Hitlerjungen. Doch der Junge ist stumm. Das Bild bedrängt mich. Kurz vor Kriegsende musste ich noch zu den Hitlerjungen. Ich würde so gerne hören, was damals geredet wurde, was der Junge zu hören bekam. Doch es ist wie in einem Stummfilm.«

Die Wege in die Kriegskindheit sind mit Stolpersteinen gepflastert. Eine Frau erzählt: »Es passiert mir ab und zu, dass mitten im Alltag ein Bild auftaucht, das mich zurückführt in den Krieg. Ich hatte gehofft, das lässt nach, damit ich den Krieg endlich ganz vergessen kann. Die Bilder stören mich. Ich versuche sie wegzuschieben, aber das gelingt selten. Manchmal drückt das meine gute Stimmung nach unten. Ich denke, da kommen die alten Geister wieder, und ich kann nichts dagegen tun. Aber die lassen sich heute nicht mehr verdrängen. Ich gehe dann doch gelassener mit ihnen um, kämpfe nicht mehr dagegen an. Dann entsteht eine Insel der Stille im Ablauf des Alltags, weil mir das Kind von damals nahe kommt. Ich habe kapiert, worin der Unterschied besteht zu der Zeit, als alles geschah. Damals gab es niemanden, der mir zugehört hätte, doch heute schaue ich zurück in das Schreckliche und bin mit dem Kind verbunden. Es waren ja Erfahrungen, die für uns zu viel waren, so viel Angst vor Vernichtung, das wird mir heute bewusst.

Es ist immer dasselbe Ereignis, es ist Fliegeralarm. Ich bin auf dem Land groß geworden. Unser Bunker war in einer großen Kuhle unter der Erde, wo sonst die Rüben gelagert wurden. Als die Sirene losging, rief meine große Schwester: ›Ab mit dir in den Bunker!‹ Ich musste allein die kleine Leiter runterklettern. Dann saß ich ganz verlassen in diesem Erdloch, weil unsre Oma die Leiter nicht schaffte und meine Schwester mit ihr in der Küche bleiben musste. Wenn diese Erinnerung heute über mich kommt, laufen mir Tränen übers Gesicht, das ist einfach so. Als Kind hatte ich nicht geweint. Da war ich vor Angst wie gelähmt.«

Mich begleitet über die Jahrzehnte ein Erinnerungsbild aus der Zeit, als der Krieg zu Ende war. Lange teilte ich die Meinung der Erwachsenen, ich hätte keinen Schaden gelitten und sei schließlich mit meinen drei Jahren noch zu klein gewesen, um zu verstehen. Doch dann begann das eingestanzte Erinnerungsbild mich zu irritieren. Ich wollte mehr wissen, was damals mit mir gewesen war. Das Nachforschen brachte neue Details zutage – mehr als die Großen mir gesagt hatten. Der Durchbruch an neuen Einsichten geschah durch das Kind, das ich war und das sich vehement über Träume in mein Bewusstsein einbrachte. So begann ich, das stereotype Bild zu hinterfragen.

»Mit meiner Mutter und Schwester stehe ich neben einem Nachbarn auf der Treppe seines Hauses. Auf der gegenüberliegenden Straßenseite veranstalten die frisch eingerückten Marokkaner ein großes Schlachtfest im Hühnerhof. Das Todesgegacker der Tiere gellt über die Straßen, und rotes Blut fließt über weiße Federn.«

Dieses Ereignis hat in der Realität so stattgefunden, doch gleichzeitig deckt es ein anderes Geschehen zu. Beim Einmarsch der Marokkaner war ich mit meiner Mutter, meinen Geschwistern und den Nachbarinnen mit ihren Kindern gemeinsam im Keller. Die Angst der Frauen vor Vergewaltigungen war groß; der Keller wurde zu einem Ort des Grauens. Dieses traumatische Widerfahrnis hat mein Bewusstsein nicht als eindeutiges Erinnerungsbild gespeichert. Dafür bildete sich eine Deck-Erinnerung in einer kindgemäßen Form, um das Schreckliche auszudrücken. Gleichzeitig sind in dieses Bild auch Details mit eingeflossen, die ich bei Erzählungen der Großen später aufgeschnappt hatte. Eindeutig hatten sich dadurch für das Kind schützende Faktoren ins Bild gesetzt. Der Nachbar, die positive Vater-Schutzfigur, war damals der einzige Mann in der Straße, der französisch sprach und Sanitäter war. Die positive Symbolik dieser Deck-Erinnerung berührt mich heute noch. Aber ich weiß nun auch, was sie verbirgt.

Die Erinnerungsarbeit der Kriegskinder bewirkt die Rekonstruktion der Lebenssituation vor und nach dem Krieg. Dabei wird oft vergessen, dass durch die Konfrontation mit dem Schrecklichen auch das Bewusstsein für die Zeit davor wieder geweckt wird, denn durch die Dominanz des Traumas waren die guten Erlebnisse ins Vergessen geraten. Der Krieg hatte sie gleichsam verschluckt. Doch nun tauchen sie als guter Bestandteil des Lebensanfangs wieder auf. Es gab also doch eine Zeit, die gut war! Wenn im Gespräch mit Betroffenen dieser Satz auftaucht, blitzt es in ihren Augen vor Freude. Wer das Kind, das er im Krieg war, aus der Dunkelheit geholt hat, konnte damit auch eine kurze Zeit der Normalität in sein Leben integrieren. Die wenigen Fotos aus den Jahren vor dem Umbruch zähle ich zu den Kostbarkeiten aus dem Schatz meiner Erinnerungen.

Zum ersten Mal gebrauche ich einen Begriff, den ich von klein auf immer wieder gehört habe. Die Menschen teilten in ihren Erzählungen die Zeit ein, sie sagten: »Das war noch vor dem *Umbruch*!« und kennzeichneten damit das Ende des Krieges mit einem besonderen Stempel. Was für andere die »Stunde Null« war, weil die Zeit stillzustehen schien, eine schreckliche Zeit zu Ende ging, damit eine neue aufbrechen konnte, war in meinem Umfeld mit »Umbruch« umschrieben. Dieses Wort machte mir Angst. Sicherlich spürte ich, was da alles an Gefühlen mitschwang, nahm unbewusst das Elend und die große Trauer ebenso wahr wie die Erleichterung, einem Inferno entronnen zu sein, wobei alles von großer Unsicherheit durchtränkt war.

Im Umbruch drückt sich der Zerfall aus. Was für tausend Jahre gedacht war, war zusammengebrochen. Das Leben der Menschen und des deutschen Volkes bekam einen Riss, bestand nur noch aus Bruchstücken und Trümmern: Bruchstellen, Frakturen, Fragmenten, fragmentierten Biografien. Umbruch ist jedoch mehr als Zusammenbruch, denn das Wort weist auch auf das Moment der Veränderung hin: Der Umbruch auf die neue Seite. Es geht weiter, es ist nicht zu Ende. Die Menschen vergleichen, suchen Orientierungspunkte. Die Zeit *vor* dem Umbruch erscheint in der Erinnerung viel länger, und die Zeit *nach* dem Umbruch verheißt offenes Neuland. Das Vergangene aber wirkt durch den Umbruch hindurch, denn erlebte Zeit lässt sich nicht aussperren.

Die ehemaligen Kriegskinder thematisieren ihr Leiden

Ein Ruck geht durch viele der ehemaligen Kriegskinder. Nach und nach nehmen sie die Spuren des Krieges in ihrem Körper wahr und verabschieden sich von dem alten Glaubenssatz, der Krieg habe ihnen nicht geschadet. Ein Tabu ist durchbrochen, das Müttern und Kindern in Fleisch und

Blut übergegangen war: die Zähne zusammenbeißen, nach vorne schauen, die Bedürfnisse des Körpers überspringen, Gefühle wegdrücken, Disziplin zeigen. In den Jahren des wachsenden Wohlstandes hatte sich dieses Kindheitsmuster zwar längst überlebt, doch es verschwindet nicht ohne eigenes Zutun.

Wer in der Kriegs- und Nachkriegszeit Schwäche zeigte, hatte den Kampf ums Überleben schon fast verloren. Schwachsein, Kranksein, auf andere angewiesen sein, nicht alleine zurecht kommen, das machte Angst. Lasten tragen ohne zu klagen war das Gewohnte. Zu früh wurden die Kinder mit Lasten beladen, die für ihre kleinen Körper eindeutig zu schwer gewesen waren. Die Last war etwas Vertrautes, sie gehörte dazu. Trag weiter, geh weiter! Überbeanspruchte Körper hatten das Muster verinnerlicht, immer funktionieren zu müssen. Viele ältere Menschen lernen erst heute, ihre Leistungsgrenzen zu akzeptieren, und sagen Nein, wenn etwas zu schwer ist.

Jetzt geht es darum, Ballast abzuwerfen, den Rucksack aus dem Krieg zu leeren und zu schauen, welche Last dem heutigen Alter noch entspricht. Mit der unsichtbaren Bürde des Schweigens sollte sich niemand mehr plagen, denn durch den lebendigen Kontakt mit den frühen Erfahrungen löst sich der Druck, und die Schwere weicht. Ich darf mir das Leben leichter machen, darf darauf vertrauen, dass mein Körper die entsprechenden Signale sendet. Welch eine Erleichterung, nicht mehr das starke Kriegskind sein zu müssen. Die Parole »Hart wie Kruppstahl, zäh wie Leder« hat endgültig ihre Gültigkeit verloren.

Beim Physiotherapeuten

Der Nacken schmerzt, die Schultern tun weh, das Kreuz sticht. Es ist Zeit für Massagen. Ein Mann erzählt: »Nach jeder Behandlung habe ich den Eindruck, da geht es um ganz alte Dinge in meinem Leben. Wie wenn sich in den verspannten Muskeln der Krieg abgelagert hat. Bei mir ist etwas ins Rollen gekommen. Das kommt aber auch daher, dass mein Physiotherapeut mich nach dem Krieg gefragt hat. Zum ersten Mal hat mich jemand nach dieser Zeit gefragt. Jetzt verstehe ich auch, was das mit dem Körpergedächtnis soll. Ich war ja mit meiner Mutter und meinen drei Geschwistern ausgebombt, und wir waren unterwegs nach dem Westen. Ich war der Älteste, und mit meinen sechs Jahren musste ich mich um den Kleinen kümmern; meistens hatte ich den auf dem Buckel. Die Parole hieß *Vorwärts*, und der haben sich alle untergeordnet. Mutter hat mich gelobt, weil ich ihre Stütze war. Bis mein Vater aus der Gefangenschaft heimkam, war ich Mutters ›kleiner Mann‹ und musste Verantwortung für meine Geschwister übernehmen. Das waren Lasten, die sich tief eingegraben haben. Es tut mir gut, mit dem Therapeuten über das Schwere zu sprechen. Der kann gut zuhören. Ich bin froh, dass sich etwas verändert, dass ich meinen Körper nicht mehr als schwere Last spüre.«

Die Belastung des Körpers geschah im Kindesalter im Krieg, als die damals unerträglichen Gefühle um des Überlebens willen abgewehrt werden mussten. Doch sie lösten sich nicht in Luft auf, vielmehr wanderten Angst, Scham, Trauer und Schuld in den Körper. Dieser Vorgang ging mit dem Erleben unerträglicher Spannung einher, die sich an bestimmten Stellen des Körpers ansiedelte. Kinder hatten das Gebot verinnerlicht, dass sie keinen Mucks machen durften; ihre Körper mussten deshalb die Ohnmacht aushalten. Die

Abwehr des Unerträglichen verbraucht allerdings sehr viel psychische Energie. Viele der grau gewordenen Kriegskinder können diesen Preis heute nicht mehr bezahlen. Ihre Abwehr bricht zusammen, der Schmerz meldet sich im Körper und bringt die verdrängten Erinnerungen ins Bewusstsein.

Durch die Arbeit mit Flüchtlingskindern aus dem Balkan-Krieg hat sich das Wissen um die Auswirkungen traumatischer Kriegs-Erfahrungen bei Kindern stark erweitert. Man weiß heute, dass es nicht genügt, mit den Opfern über das Erlebte zu sprechen, vielmehr brauchen Kinder Massagen und andere physiotherapeutische Maßnahmen, damit der Prozess des emotionalen Ausgleichs in Gang kommt und sich das im Körper Gespeicherte transformieren kann.

So war es auch bei den deutschen Kindern: Der Körper hat die Geschehnisse aus dem Zweiten Weltkrieg nicht vergessen! Bei den einen ist die Halswirbelsäule das sensible Körperteil, bei anderen sind es die Füße. Wenn jeder Schritt weh tut, selbstverständliche Bewegungen eine Plage sind, die Knochen und Gelenke nicht mehr mitmachen, dann sieht es trübe aus. Eine Frau erzählt: »Für mich ist das furchtbar gewesen, als ich auf einmal nicht mehr ohne starke Schmerzen auf den Füßen stehen konnte. Ich bin regelrecht in Panik geraten und hatte danach so eine Wut. Jetzt bin ich in Behandlung und kriege allmählich wieder ein Gefühl für meine Füße. Mit der Therapeutin zusammen habe ich gelernt, sie liebevoll anzuschauen. Ich musste ihr auch erzählen, was diese Füße schon alles geleistet haben. Dann fiel es mir wie Schuppen von den Augen: Was habe ich als kleines Mädchen alles laufen müssen! Wie oft hatte ich Blasen, im Winter immer wieder Frostbeulen, und das alles in Schuhen, die nie richtig passten! Wenn ich mir anschaue, was meine Füße schon ganz früh alles vollbracht haben, dann fühle ich mich dem Kind von früher ganz nahe und weiß, meine Füße werden mich auch weiterhin tragen.«

Beim Arzt

»Sie kommen erst, wenn Sie den Kopf unterm Arm tragen«, sagte ein sehr alter Arzt vor vielen Jahren zu mir. Mit einem Blick auf mein Geburtsjahr 1941 fügte er anerkennend hinzu: »Beste Kriegsware!« Seine Äußerung war für mich eine witzige Bemerkung, der ich keine Bedeutung zumaß. Aber heute fällt sie mir ein, denn er, der ehemalige Stabsarzt, hatte mich auf eine Besonderheit hingewiesen, die vielen ehemaligen Kriegskindern zugeschrieben wird: Wir würden erst dann zum Arzt gehen, wenn es gar nicht mehr anders geht, wenn wir den Kopf in den Händen tragen, also, um im Bild zu bleiben, bereits hingerichtet sind. Wir nehmen erst dann Hilfe in Anspruch, wenn das Denken ausgeschaltet ist und der Körper endlich gehört werden kann.

Loslassen gehört zu den schweren Aufgaben, die Kriegskinder im Seniorenalter lernen müssen. Sich nicht mehr starr an der Kandare führen, die Zügel lockern, nicht ständig zu meinen, seinen Körper unter Kontrolle haben zu müssen. Immer wieder ist es das alte Muster, das sagt: Solange ich die Dinge in der Hand habe, ist es gut. In der Notzeit hatte das Sicherheit gegeben, doch nun verweigert die Maschinerie des Körpers ihren Dienst. Das irritiert, macht unsicher, macht Angst. Auf einmal ist der gewohnte Ablauf nach Plan gestört. Für eine kurze Zeit lässt sich der Körper betrügen, die Beschwerden werden verleugnet. »Wird schon wieder gut, das schaffe ich schon, wäre doch gelacht, da habe ich schon ganz andere Schmerzen ausgehalten!« Am Ende siegt das Signalsystem der Schmerzen.

Der alte Stabsarzt a.D. hatte mich mit dem Hinweis auf meinen Kriegsjahrgang positiv klassifiziert. Ein wenig fühlte ich mich wie bei der Musterung. In seinen Augen war ich eine Frau, die sich als Kind in den chaotischen Zeiten des Krieges hatte behaupten müssen und dadurch Überlebenskräfte mobilisiert hatte. Wer im Angesicht tödlicher Bedrohung standhält, hat einen großen Überlebenswillen. Wer sich durch die Wirrnisse des Kriegs durchgeschlagen hat, macht sich irgendwann den Slogan zu eigen: »Ich bin nicht tot zu kriegen. Ich springe dem Tod immer wieder von der Schippe!« Ein bisschen riecht das nach der Ideologie vom heldenhaften Kriegskind. In den Augen des alten Stabsarztes war der Krieg auch ein Lehrmeister, der an Grenzen führte und Stärke und Disziplin förderte. Zum ersten Mal hatte ein Arzt mich in den Kontext des Krieges gestellt.

Vielleicht geht ja bald auch ein Ruck durch die Ärzteschaft, damit sie endlich anfängt, die Klientel der Senioren in ihrem biografischen Werdegang zu sehen. Im Bereich der Psychotherapie ist der Paradigmenwechsel längst im Gange. Ältere Menschen gelten nicht länger als untherapierbare Exoten, sondern als Menschen, die auf therapeutische Gespräche angewiesen sind, damit ihre Kindheitserfahrungen im Krieg endlich auf den Tisch kommen.

Was treibt die ehemaligen Kriegskinder zum Arzt? Meist sind es körperliche Beschwerden, die sie in Bewegung setzen. Oft hilft die verschriebene Medizin nicht wie erwartet, vielmehr wird spürbar: Da ist etwas krank, das mehr braucht als Tabletten oder Tropfen. Wer wegen Schlafschwierigkeiten abends seine Tablette nimmt, merkt irgendwann: Damit ist es nicht getan, da ist noch etwas anderes, das sich schwer in Worte fassen lässt, das beunruhigt und nach unten drückt. Die typischen Krankheitsbilder der Kriegskinder sind psychosomatischer Art.

Ein wichtiges Ziel ist erreicht, wenn deutlich wird: Ich brauche noch eine andere Hilfe. Wer Glück hat, den schickt der Hausarzt zu einem Psychotherapeuten, der offen für die Belange der ehemaligen Kriegskinder ist und sich einlässt auf ihr großes Bedürfnis, endlich über das Vergangene zu sprechen. Aus den Fetzen der Erinnerung wird im Gespräch mit einem Gegenüber langsam ein Ganzes. Ein neues, gutes Gefühl für Heimat bildet sich, aber erst, nachdem sich die tiefen Verliese der verdrängten Ängste geöffnet haben und das vergessene Kind mit seinen Verletzungen ans Licht kommt. Es tut weh, dies noch einmal zu erleben, doch es ist an der Zeit, dass die Wunden behandelt und verbunden werden. Die Auseinandersetzung mit den destruktiven Kräften des Krieges macht noch einmal deutlich, was Menschen im Krieg zugemutet wird. Die Wunden wollen heilen, das Kind will endlich in seinem Erinnerungsraum Heimat finden. Der Weg geht zurück in die Vergangenheit, zu den Wurzeln; langsam festigt sich der Boden unter den Füßen. Ein neues, tragfähiges Fundament entsteht, auf dem das Kind, das ich war, sein Zuhause findet.

»Heimkommen zu sich« nennt eine Frau das, was sich durch die Gespräche mit ihrer Therapeutin entwickelt hat. Nicht länger im Keller bangen, nicht länger in der Evakuierung vor Heimweh beinahe sterben, sich nicht länger in Wüsten der Verlassenheit verirren. Das Vertrauen ins Leben wächst, die Angst vor dem Alter schwindet.

Gespräche beim Therapeuten können eine verlässliche Begleitung durch die eisigen Wege der Kriegswinter werden, wenn der Hunger durchs Land geht und Krähen im Schnee hüpfen. Solche Gespräche sind wie eine Winterreise durch die Seele, die klar macht, was im Krieg nicht auszuhalten war. Nicht mehr fühlen müssen, das war überlebenswichtig. Wege durch die Trümmerlandschaften der Seele.

Ausgebrannte Ruinen, kein Baum, kein Strauch, keine Blume, eine Wüste der Gottverlassenheit. Das waren die Bilder, die der Lebensanfang zeichnete. Dort hat sich das Kind behauptet. Doch nun ist die Zeit gekommen, in der das Eis schmilzt, die Gefühle frei liegen und im Spiegel eines Gegenübers geteilt werden und ihren Platz finden.

Endlich darf das im Krieg stumm gewordene Kind einen Mucks tun und mehr. Auf einmal tauchen gute Erinnerungen auf, denn das neugierige Kind hat einen großen Vorrat an Bildern von der Heimat mit sich gebracht. Sie sind begleitet von anheimelnden Gefühlen, die froh machen, weil das Kontinuum des Lebens sich zeigt. Vergangenheit und Gegenwart gehen ineinander über.

2 Das Kriegkind meldet sich

Melden: Ist das nicht ein Wort aus dem Bereich des Militärs? Wer eine Nachricht pflichtgemäß weitergibt, heißt Melder. Was heute mittels moderner Kommunikationstechnik geschieht, brauchte früher den Melder. Man ›machte Meldung‹, man ›hatte etwas zu melden‹. »Was hast du zu melden?« oder »Du hast gar nichts zu melden!« waren vertraute Sätze in der Kindheit. Oft hatte ich etwas sagen wollen, doch bei Tisch hatten Kinder nichts zu melden. Das Kriegskind hatte erst recht nichts zu melden. Was es hätte äußern können, fand keine Ohren. Was es zu melden hatte, passte nicht in die damalige Zeit.

Das hat sich geändert: Die Kriegskinder melden sich aus ihren Verstecken. Wenn sie beim ersten Mal kein Gehör finden, melden sie sich wieder, drängen sich auf, und sie sind in ihren Äußerungsformen sehr erfinderisch. Von den Krankheitssymptomen war im letzten Kapitel die Rede. Nun geht es um andere Mittel, die das traumatische Erleben ins Gedächtnis zurückrufen. Ganz alltäglich, nebenbei, doch nicht zu übersehen. Ein Mann erzählt mir seine erste Begegnung mit dem Kind, das er im Krieg war:

»Ich war beim Speicher-Aufräumen und hab mich geärgert, weil das so lange gedauert hat und ich mich einfach nicht entscheiden konnte, was ich von dem alten Kram wegwerfe. Eigentlich hatte ich vor, mich von allem zu trennen. Aber es war wie verhext, ich konnte keinen Entschluss fassen und wurde so richtig wehmütig dabei. In dem Durcheinander tauchte plötzlich eine Erinnerung auf: Meine Mutter und ich stehen in der Wohnung in Schlesien. Mutter muss entscheiden, was wir mitnehmen sollen. Die Front kam ja immer näher. Das Schlimmste war, dass meine Mutter weinte, aber ich wusste nicht richtig, was los ist, sie sagte ja nichts, und ich traute mich nicht zu fragen. Die Koffer und der Rucksack, das Bettzeug – ich hatte keine Vorstellung, was auf uns zukommt. Da hatte ich große Angst. Das war meine erste Begegnung mit den Erinnerungen. Sie tauchen vermehrt auf. Jetzt, wo ich im Ruhestand bin, habe ich ja auch Zeit dafür. Meine Frau hat Ähnliches erlebt; sie meinte, das sei der kleine Junge aus dem Krieg, der sich meldet. So fing das an.«

Platzangst

Häufig wird das Programm des Wieder-Erlebens durch äußere Anlässe aktiviert, die mit der ursprünglichen Situation Ähnlichkeit haben. Das Heulen der Sirene beim Probealarm, eine Szene aus einem Kriegsfilm, der Geruch nach Steckrüben, der Anblick eines alten Leiterwagens können zu Reizauslösern werden. Überfüllte Räume rufen plötzlich Platzangst hervor. Eine Frau kann auf einmal nicht mehr in die Lebensmittelabteilung im Untergeschoss des Kaufhauses gehen. Sie gerät in Panik, hat Schweißausbrüche und Sterbensangst. Anfangs hielt sie das für Einbildung, versuchte dagegen anzugehen, weil andere sie für verrückt hielten, doch dann wurde ihr klar: Das hat mit dem Krieg und den langen Bombennächten im Keller zu tun.

Vor einigen Jahren hatte ich zum ersten Mal ein ähnliches Erlebnis. Bereits beim Eintritt in einen überfüllten Vortragssaal, in dem die Menschen ungeordnet eng nebeneinander saßen, ging es mir schlecht. Die Fensterbänke waren voll gepackt mit Menschen und Mänteln. Mir schoss durch den Kopf: Das ist wie im Luftschutzkeller. Ich versuchte, eine aufsteigende Übelkeit zu ignorieren, setzte mich unter die

Zuhörer, wollte den Vortrag hören, doch mir blieb buchstäblich die Luft im Hals stecken. Ich musste raus!

In diesem Erlebnis kam ein weiteres Puzzle-Teilchen
des Kriegskindes zum Vorschein: Platzangst in einem voll
besetzten Raum, der das Bild des Luftschutzkellers abruft,
begleitet von den entsprechenden Gefühlen. In der Zeit
danach hatte ich Probleme mit meiner Stimme, sie hatte
keine Kraft mehr; gleichzeitig spürte ich auch den Wunsch,
ganz laut loszubrüllen, zu rufen, zu schreien, auf etwas
hinweisen zu wollen: »Sieht es denn niemand?« Das innere
Kriegskind fing an, sich langsam aus der Erstarrung zu
lösen.

Eine Frau erzählte mir: »Ich war mit meinen Enkeln im
Ferienhaus und wollte oben im Stockbett schlafen. Als ich
dort lag, hatte ich plötzlich Angst, dass die Decke durch-
bricht und mich erschlägt. Ich bekam keine Luft mehr, hatte
grässliches Herzrasen und musste runter. Ich verlor regelrecht die Fassung. Meine beiden Enkel erlebten eine Großmutter, die sie noch nicht kannten. Da habe ich denen später
erzählt, wie ich als Kind beim Bombenangriff auf die Apfel-
hurde in unserem Keller gelegt wurde, dort gab es altes
Bettzeug für die Kinder. Ich fürchtete mich, weil die Bomben fielen, und hatte Angst, dass die nächste unser Haus
trifft. Immer wieder habe ich die Erwachsenen von den Verschütteten erzählen gehört, die tot aus den Trümmern geholt wurden. Seither spreche ich mit meinen Enkeln von
diesen Dingen. Das tut mir gut, weil sie liebevoll und interessiert zuhören und mitkriegen, dass ihre Oma ein Mädchen war, das im Krieg Todesangst aushalten musste. Es ist
ein Trost, in die frischen Gesichter der Kinder zu schauen
und mich selbst als Kind wieder zu finden.«

Das Vertrauen in die Welt, das Vertrauen auch in die
Nacht und die Dunkelheit lernten viele Kriegskinder erst in

den späteren Jahren. Sie sind groß geworden in einer Welt der ständigen Angst vor überwältigenden und zerstörerischen Mächten, daher gehört die Erfahrung von Schutzlosigkeit und Ohnmacht zu ihren primären Erfahrungen. Und auch nach vielen Jahrzehnten werden sie immer wieder an diese Prägung ihres Lebensanfangs erinnert.

Oft geschieht das an Schnittstellen des Lebens, in Übergangszeiten, in denen es darum geht, bisher Vertrautes zu verlassen, sich in ungewisses Neuland zu wagen. Eine Frau, die als Kind ausgebombt war, wechselte den Wohnort, zog in eine Souterrainwohnung in einem Stadtteil mit schlechter sozialer Infrastruktur und litt unter dem Gefühl großer Isolierung und Verlassenheit. Sie fühlte sich fremd in der neuen Wohnung, fühlte sich aber auch fremd in sich, kannte sich nicht wieder, wenn sie mehrmals in der Nacht aus dem Schlaf aufschreckte. Ihr wurde klar, dass sie aus dieser Wohnung, der Insel der Verlorenheit, raus musste. Kurz nachdem sie in ein sehr lebendiges Wohngebiet gezogen war, fingen ihre Erinnerungen an den Krieg an. Schlagartig wurde sie konfrontiert mit inneren Bildern von Fliegeralarm und Luftschutzkeller. »Da wurde mir auch klar, dass ich in meiner Kellerwohnung die Gefühle durchlitten hatte, die zu diesen Bildern gehören. Kaum hatte ich den sicheren Schutz meiner neuen Wohnung, drückten sich die verdrängten Kriegs-Erfahrungen aus. Wie wenn eine gute Fee darauf gewartet hätte, bis ich wieder in stabilen Verhältnissen lebe. Das berührt mich sehr.«

Für diese Frau war es wichtig, in ihrer neuen Wohnung einen freien Blick zum Himmel zu haben. Immer wieder ertappte sie sich dabei, dass sie unwillkürlich den Himmel prüfend absuchte – nicht um nach dem Wetter zu schauen, sondern um sich zu vergewissern, dass keine Flugzeuge im Anflug waren. Der kontrollierende Blick nach oben schätzt das Risiko möglicher Gefährdung ein. Auch hier funktioniert ein altes Muster aus dem Krieg weiter.

Angst, nichts als Angst

Das Auftauchen des Kriegskindes ist meist von verdrängten Gefühlen begleitet, wobei die Angst in allen Variationen dominiert. Angst gehört zu den wichtigen Emotionen unseres biologischen Programms, sie ist eine der menschlichen Grunderfahrungen. Sie warnt vor einer drohenden Gefahr, hat also eine Weckfunktion. Wenn wir uns in lebensbedrohlicher Situation befinden, sind wir hellwach, und eine große Anspannung und Erregung, die sich nicht willentlich beeinflussen lässt, durchflutet den Körper. Das biologisches Programm sieht zwei gegensätzliche Möglichkeiten des Umgangs mit Bedrohung vor: Flucht oder Kampf; wegrennen, sich in Sicherheit bringen, den Gefahrenherd in sichere Distanz rücken, oder losschlagen, sich wehren, aktiv an der Beseitigung der Gefahrensituation mitwirken. Dann weicht das Gefühl der Enge, der Pulsschlag normalisiert sich, die Gefahr ist gebannt.

Angst entsteht, wenn etwas Bedrohliches wahrgenommen wird. Das innere Alarmsystem fängt zu arbeiten an. Im Gehirn beginnt die Suche nach einem Ausweg. Ist er gefunden, entsteht das Gefühl von Erleichterung, auch Befriedigung über den gezeigten Mut, und die Erfahrung, die Kontrolle nicht verloren zu haben. Das Stressniveau senkt sich allmählich ab.

Neben der kontrollierbaren gibt es die unkontrollierbare Angstsituation, die gerade in Kriegszeiten an der Tagesordnung ist. Was geschieht dann? Wenn Wegrennen, einen Ausweg suchen, Draufhauen nicht weiterhilft, weil die Gefahr nicht meisterbar ist, dann entsteht eine Blockade des inneren Erregungsstroms. Gleichzeitig entsteht in Gedanken und Gefühlen ein totales Chaos. Die gewohnten Verschaltungen im Gehirn funktionieren nicht mehr angemessen, ein nicht beeinflussbarer Zustand erhöhter Stressüberflutung tritt ein. Die bisherige Qualität der Angst verändert sich. Jetzt entstehen Hilflosigkeit, Ohnmacht, Verzweiflung, der Boden unter den Füßen wankt. Wenn diese unkontrollierbare Situation andauert, kann es zu Ohnmachtsanfällen, Lähmungen und Schockzuständen kommen. Die gestaute Angst gerät in Erstarrung und gerinnt.

Wer den Krieg erlebt hat, musste mehr als einmal solche Zustände lähmender Angst aushalten und kennt ihren körperlichen Niederschlag. Es geht an die Substanz, wenn wie in der Schlussphase des Krieges die beschriebenen Angstzustände andauern. Die Ressourcen von Körper, Seele und Geist haben sich verbraucht. Es steht buchstäblich keine Energie mehr zur Verfügung. Wer auf Fotos die Gesichter der Menschen nach dem Krieg anschaut und sie vergleicht mit Bildern aus den Jahren davor, der sieht die Spuren des Erlebten, von dem sich viele ein Leben lang nicht erholen.

Viele Kriegskinder haben zu früh quälende Angst-Erfahrungen erlitten und wurden dadurch geprägt. Ein Gewöhnung an die allgegenwärtige Bedrohung gab es nicht. Der Anblick der lethargischen Gesichter der Opfer verleitet manche Betrachter zu der Meinung, die Menschen hätten sich doch irgendwann daran gewöhnt, und sicherlich sei nicht jeder Luftangriff mit derselben Angst erlebt worden. Aber die Abstumpfung entsprang nicht einem willentlichen Akt, der die Emotionen einfriert, sie war vielmehr eine Folge der dauernden Überforderung, Ausdruck der Erschöpfung. Der Organismus spielte nicht mehr mit und schaltete um auf Tot-Stellen.

Die Angst hat viele Facetten. Den einen lähmt sie, den anderen macht sie fast verrückt. »Das vegetative Nervenkostüm meiner Mutter rebellierte, ihre Nerven spielten verrückt«, sagt eine Frau, deren Mutter bei Fliegeralarm immer Durchfall bekam, die sich also vor Angst buchstäblich in die Hosen machte. Das Kind machte sich Sorgen um den Gesundheitszustand der Mutter und schämte sich gleichzeitig, weil sie aus der Rolle fiel. Sie klagt darüber, dass sie bis heute das Opfer unkontrollierbarer Angstattacken sei. Der dunkle Brummton eines Flugzeugmotors löst die auf der seelischen Festplatte untilgbare Angst aus. Dann wird es eng in der Luftröhre; ohne es zu wollen, ist sie wieder das Mädchen, das sie einst im Krieg war.

Was geschieht bei diesen Neuinszenierungen der Gefahr? Die tödliche Bedrohung durch die Flugzeuge am Himmel bleibt ein inneres Bild, das sich nicht ausradieren lässt. Die Macht dieser Bilder ist deshalb so gewaltig, weil es in der akuten Situation der Todesgefahr keinen Menschen gab, der dem Kind mit Worten hätte beistehen können. Es ist die fehlende Sprache, die zum Gefühl der Ohnmacht führt, denn wenn zerstörerische Kräfte so total wirken, unterminieren sie die Fähigkeit zum Sprechen. Den erinnerten Angstbildern fehlt also ein unterlegter, erklärender Text. Dadurch bleiben die Bilder vieldeutig und nicht verifizierbar. Zwanghaft laden sie sich immer wieder mit Angst-Energie auf.

Da im Erleben tödlicher Gefahr die linguistische Codierung im Gehirn nicht funktioniert, greift das Zentralnervensystem auf die frühen bildhaften und sensorischen Formen des Gedächtnisses zurück. Nun wird auch klar, weshalb es so wichtig ist, das Erlebte später in Worte zu kleiden, um diesen Mangel auszugleichen. Das bedeutet nun nicht, dass damit die ehemals erlebte Gefahr für immer gebannt ist. Doch die Erfahrung der Ohnmacht verringert sich, wenn die Affekte in einen neuen Kontext gestellt werden. Dann bin ich nicht länger in der Opferrolle des ehemaligen Kriegskindes, sondern reagiere aus einer veränderten Haltung heraus.

Zu einem weiteren Kennzeichen traumatischer Erfahrungen gehört, dass sie sich von Zeit zu Zeit re-inszenieren. Wenn in diesem Zusammenhang früher etwas abwertend vom Wiederholungszwang gesprochen wurde, dann geht die heutige Forschung davon aus, dass im Wieder-Erleben des Traumas Selbstheilung geschehen kann – eine positive Perspektive.

Wenn das Kriegskind in Panik gerät

»Manchmal ist es mir nicht geheuer, dieses Kind aus der Kriegszeit, das sich nun vermehrt in Szene setzt, indem es in meinem Gefühlshaushalt für Durcheinander sorgt«, meint eine Frau, die in alltäglichen Situationen von Panik-Attacken heimgesucht wird. Meist geschieht es, wenn etwas plötzlich ganz anders verläuft als gedacht oder geplant. Dann gerät sie aus dem Häuschen, weil ihr übliches Konzept nicht mehr stimmt. Sie verliert die gewohnte Fassung, und hinterher schämt sie sich, weil ihre Reaktion so gar nicht dem Anlass entsprach. Eine Lappalie wirft sie aus dem Gleis, und innerlich ist sie wie erstarrt. »Ich fühle mich dann so, als ob im nächsten Moment alles in die Brüche gehen könnte, furchtbar!« Für ihre Mitmenschen wird sie schwer einschätzbar, sie halten ihr Verhalten für unangemessen und übersteigert.

Doch auch bei ihr ist die innere Annäherung an die Kriegskindheit ins Laufen gekommen. Als Mädchen war sie in ihrem brennenden Elternhaus im Keller verschüttet gewesen, lag allein unter Trümmern, hatte einen Schock, von dem sie sich nicht erholt hat. Wie sollte sie auch, denke ich. Da musste ein Mädchen erleben, wie die Welt um sie herum zusammenbricht und alles vernichtet wird. Getrennt von der Mutter, konfrontiert mit den Kräften totaler Zerstörung. Wie konnten Kinder das aushalten und danach weiterleben? Der Schreck sitzt noch heute im Körper, doch wendet sich die ältere Frau von heute dem inneren Kind aus der Kriegszeit mit guten Gedanken zu. Jetzt kann sie das traumatische Ereignis mit ihren plötzlichen Panikattacken verbinden und versteht, was geschieht.

Ein Erdbeben während der Nacht wird für eine andere Frau zum Auslöser einer heftigen Panik-Attacke. Es ist wie im Krieg. Das Haus bebt, die Gläser in der Vitrine klirren. Sie hat die konkrete Vorstellung, die Decke käme jetzt herunter, falle auf sie und begrabe sie ausweglos unter sich. In großer Panik springt sie aus dem Bett und hat Mühe, ihrem inneren Gefühlschaos Stand zu halten. Immer wieder sind es Bilder vom Sterben und Tot-Sein, die quälende und zwanghafte Gedanken mit sich bringen. Dann ist es wieder wie damals im Krieg: die sterbenskranke Mutter, die plötzlich weg war. Sie wurde von der großen Schwester versorgt, war ein mutter- und vaterloses Kriegswaisenkind. Die Angst hat sie bis heute im Griff.

Selten wird das Kriegskind mit offenen Armen und einem großen Hallo empfangen, denn es steckt noch in den alten Kleidern von damals, und die riechen nach den alten Gefühlen. Wenn das mal keine Zumutung ist! Manchmal wird das Auftauchen der Erinnerungen daher sogar von einer Portion Wut begleitet: Was soll das jetzt alles, heute, wo alles schon so lang vergangen ist? Solange die Wut auf das Kind zielt, ist die Gefahr groß, dass seine Not erneut verleugnet wird. Jeder weiß, dass es besser ist, wenn Wunden mit einem liebevollen »Heile, heile Segen …« verbunden werden. Was aber sollen die Betroffenen mit ihrer Wut machen?

Wut auf den Krieg

Erst spät bin ich auf diese Emotion im Hinblick auf den Krieg gestoßen. Über Jahrzehnte war sie fest verschlossen im Untergeschoss der verdrängten Kriegs-Erfahrungen. Das Kind im Luftschutzkeller mit seinem ausgeprägten Sinn für die Realität dessen, was angemessen ist und was nicht, hat sie nie direkt geäußert. Aber wenn in schlaflosen Nächten Spannung und Unruhe in den Beinen sich zeigen, bringe ich dieses Körpersymptom heute mit dem Krieg in Verbindung, sitze in der Fantasie wieder im Keller. Die Erde bebt, die Grundmauern des Hauses schaukeln, alle Menschen um mich herum sitzen starr vor Angst und wagen nicht sich auszudenken, was werden könnte, wenn eine Brand- und Sprengbombe das Dach durchschlägt, wenn die Feuersglut die Kellertreppe herunterkriecht.

»Es ist noch nicht alles, es ist noch nicht genug vom Krieg«, sagt mir das Kind, dessen Empörung und Wut über das lange Stillesein nicht nach außen durften und deshalb gelähmt in den Beinen stecken blieben. Nach dem Krieg galt ich als ungezügelt, wild und böse, ich konnte nie still sitzen, fühlte mich nur gut und lebendig draußen im Freien auf der Straße. Dort konnte ich mein aggressives Potential ausleben. Ein Rest der im Keller gedrosselten Antriebsenergie blieb wohl erhalten.

Es sind vor allem die ehemals ängstlichen und sensiblen Kriegskinder, die klagen und gleichzeitig wütend sind. Eine Frau erzählt: »Immer wieder werde ich mit dieser inneren Hemmung konfrontiert, mit dem Verbot, auf mich zu schauen, meine Bedürfnisse zu beachten. Ich erinnere mich, dass wir Kinder nach einem Luftangriff gelobt wurden, wenn wir uns stundenlang muckmäuschenstill verhalten hatten und vor allem nicht aufs Klo mussten. Keines von uns wollte beschämt werden, weil es in die Hosen gemacht hatte. Unterdrückung auch der ganz elementaren Bedürfnisse, das lernte ich als erstes. Das hat Wirkung ein Leben lang! Wenn ich mir etwas vornehme, was ich sehr gerne tun möchte, fällt dieses Vorhaben regelmäßig in sich zusammen. Alle Energie, die ich darauf gerichtet habe, versandet, und ich spüre eine abgrundtiefe Resignation. Was sich gestern noch gut und verheißungsvoll anfühlte, ist einfach weg. Plötzlich schaue ich die Welt mit eingeschwärzter Brille an, und eine Stimme sagt, dass alle optimistischen Pläne nichts als Illusion waren. Nichts hat Halt, nichts hat Dauer. Inzwischen habe ich mich als Kriegskind besser kennen gelernt und weiß, dass das Kind von damals in meinem Seelenhaushalt mitmischt. Dann sitze ich wieder zwischen Mutter und Tante im Keller, und wir löffeln die magere Kriegssuppe, die mich nie satt gemacht hatte. Es fehlten einfach Freude, Zärtlichkeit und Unbeschwertheit in diesen frühen Jahren. Ich war doch am Ende des Krieges erst vier Jahre alt und hätte so gerne eine bunte Welt gehabt, in die ich mit allen Sinnen hineinwachsen kann. Stattdessen war Krieg, Ruinen beherrschten das Bild von der Welt, die Kinder gingen in abgetragenen Kleidern. Dieser verdammte Krieg hat mich um so vieles betrogen!«

Wut auf den Krieg – an wen kann sie sich richten? An die Verursacher, das Hitler-Regime? Kinder hatten im Dritten Reich sehr schnell gelernt, dass freie Meinungsäußerung eine seltene Tugend war. »Sei still!« war eine allgemein gültige Devise. Wut aber will sich äußern, erst dann hinterlässt sie ein Gefühl der Erleichterung. Dampf ablassen, endlich den angestauten Dampf ablassen, frei durchatmen, die Verspannungen loswerden! Viel Druckausgleich geschieht in Gesprächen über diese Zeit, aber auch durch Träume. Wie oft schrecken ehemalige Kriegskinder nachts aus dem Schlaf auf, weil im Traum eine Bombe explodiert ist. Wenn sich diese Erinnerungen melden, reaktivieren sie die Erfahrung einer gewaltigen Zerstörungskraft. Sicherlich äußern sich in diesem häufig anzutreffenden Symptom des nächtlichen Aufschreckens auch Anteile einer über Jahrzehnte gestauten Triebenergie.

Ein Mann erzählt: »Ich habe erst sehr spät begriffen, welche Spätfolgen der Krieg in mir hinterlassen hat. Ich habe auch heute noch große Angst vor allen Kräften, die über den Rahmen des Üblichen hinausgehen, weil ich dann keine Kontrolle mehr habe. Vor allem aber komme ich in Teufels Küche, wenn jemand einen Lachanfall kriegt. Ich fühle mich akut dadurch bedroht: Ich habe Angst, den zerreißt es. Am Ende des Krieges hatte ich nämlich hautnah miterlebt, wie ein Nachbar von einem Zufallstreffer auf dem Weg zum Luftschutzkeller zerfetzt wurde. Der hatte vorher noch mit mir gelacht; er mochte mich, war wie ein Opa zu mir und saß auch immer neben mir im Keller. Neben dem alten Mann fühlte ich mich gut. Und ausgerechnet er wurde zerfetzt. Es war eine furchtbare Detonation. Meine Mutter, meine Geschwister und ich wurden zu Boden gerissen, aber wir kamen mit dem Schrecken davon. Wenn mich dieses Ereignis in der Erinnerung heimsucht, zerreißt der Himmel über mir, und Tausende von Bomben fallen herunter. Dieses Riesenpotential an Zerstörungsenergie habe ich körperlich gespürt. Mir ist schon klar, wieso meine Mutter nach dem Krieg so verpanzert war. Wut äußern, das kann ich bis heute nicht, das ist immer noch lebensgefährlich. Emotional hat mich der Krieg nachhaltig verwundet.«

In der Wut über den Krieg ist auch Trauer um nicht ge-
lebte, unbeschwerte Kindheitsjahre enthalten. ›Trauer um
die betrogene Kindheit‹ nennt es eine Frau, die im Vergleich
mit ihren Enkelkindern sieht, was ihr an guten Erfahrungen
alles vorenthalten war. Deutlich erkennt sie die hemmende
Wirkung der im Krieg erlernten Angst, die sie daran gehin-
dert hat, ihre Gaben und Fähigkeiten frei zu entfalten. Sie
erzählt: »Ich galt als ein dummes Kind, das nicht viel Hirn
mitbekommen hat und es in der Schule und im Leben sicherlich nicht weit bringen würde. So weit ist es zwar nicht
gekommen, aber heute weiß ich, es war die angestaute
Angst, die mich im Lernen behindert hat. Wenn ich daran
denke, könnte ich alles um mich herum kurz und klein
schlagen, so groß ist meine Wut! Der Krieg hat mich um die
gute Basis meines Lebens betrogen. Als ich in die Schule
kam, konnte ich nach einiger Zeit des Stillsitzens im Klas-
senzimmer nicht mehr dabei sein, ich bekam Panik und
hatte Angst, dass ich sterbe, wenn ich sitzen bleibe. Es gab
nur einen Ausweg: Ich musste raus, rannte in den Hof und
schrie laut, ich sterbe, ich sterbe. Natürlich hielten mich die
anderen für verrückt. Ich schämte mich so und litt gleichzeitig unter diesen Angst-Attacken. Warum kam niemand von
den Erwachsenen auf die Idee, mein Verhalten mit dem
Krieg in Verbindung zu bringen? Das wäre für mich eine
Erlösung gewesen. Aber bis heute schleppe ich das mit mir
herum und rutsche immer wieder in depressive Löcher, weil
ich damit hadere, dass ich in der Kriegszeit geboren wurde.
Heute weiß ich wenigstens, dass meine schulische Bildung
unter meinem Niveau blieb, weil mich die Auseinandersetzung mit der Todesangst so viel Kraft gekostet hat.«

Depressive Verstimmungen

Wie graue Schatten legen sie sich übers Gemüt, tauchen unkontrollierbar auf und nehmen sich Raum. Auch wenn sie irgendwann wieder verschwinden, sind sie nicht geheuer. Wo kommen sie her? Was wollen diese depressiven Eintrübungen? Sie machen niedergeschlagen, traurig und rauben die gewohnte Vitalität. Alles wird auf einmal so anstrengend. Ob ich den Tag überhaupt schaffe?

Hängen etwa diese Verstimmungen auch mit dem Krieg zusammen? Bei Kindern, die mit traumatischen Erlebnissen konfrontiert waren, sind sie nicht selten und äußern sich oft in Bettnässen, Einkoten oder in Wein- und Schreianfällen. Bettnässen ist ein Reizwort der Erinnerung für Kriegskinder. Wie oft ist das passiert, was nicht passieren sollte. Das Leintuch ist am Morgen nass, und ein Kind schämt sich, weil es nicht aufgepasst hat, seine Blase nicht unter Kontrolle hatte. Bettnässer wurden damals beschämt, manche mussten zur Strafe das nasse Leintuch auf die Leine hängen, damit jeder sehen konnte, was geschehen war. Auch das gehört zu den Leidensgeschichten der Kinder. Ihre Mutlosigkeit und Resignation, ihre Erschöpfung und Überforderung drückte sich aus, durfte aber nicht sein.

Das Dunkel war in der Vergangenheit das Vertraute und machte doch immer wieder Angst. Es erstreckt sich bis in die Gegenwart, weil die dunklen Gefühle ans Licht wollen. »Wir hatten doch keine Zeit zu trauern«, sagte eine Frau von siebzig Jahren, die zu einem Seminar über Kindertrauer gekommen war. »Ich habe als Kind im Krieg damals in Stuttgart so viel Tod erlebt, und niemand hat mit mir getrauert. Damals war ich zehn Jahre alt. In einer Nacht sind beim Bombenangriff viele Kinder aus meiner Nachbarschaft getötet worden. Ich habe sie auf der Straße liegen sehen, als

wir aus dem Keller kamen, sie waren nebeneinander aufge-
reiht; meine Tante ging mit mir hin. Aber kein Wort kam
über ihre Lippen. Ich war starr vor Angst und konnte das
nicht begreifen. Jetzt als alte Frau spüre ich das Mädchen
von damals in mir. Es hat die traurigen Erinnerungen zu-
rückgebracht. Ich will wissen, wie Kinder trauern.«

In einer Nacht sind die Spielkameradinnen aus der Straße
umgekommen. Die vertrauten Freunde sind einfach nicht
mehr da. Der Tod hat sie genommen und bringt sie nie mehr
wieder. Der Krieg hat so viele Löcher in die Familien gerissen, Beziehungen zerstört, Leben genommen, jede Nacht,
immer wieder. Wer zählt die Namen? Die Trauerfrau ging
durch die Ruinenlandschaft und vereiste den Schmerz.
Heute sorgt sie dafür, dass die Gestorbenen von denen betrauert werden, die das Glück hatten zu überleben. Damals
war der Schmerz so groß, dass er keine Worte gefunden
hatte. Aber heute ist die Zeit zu reden.

Bei dieser Frau hatten die depressiven Verstimmungen
ein Ziel: das Kind zu finden, das im Krieg nicht hatte trauern dürfen. Doch davor hatte sie unter quälenden Grübe-
leien gelitten; ihre Gedanken hatten sich zwanghaft im
Kreis gedreht. Das ging so lange, bis sie sich ein Herz fasste
und zu schreiben anfing. Sie schrieb auf, was ihr in den Sinn
kam. Irgendwann wurde ihr klar, dass die depressive Ver-
stimmung weicht, weil sie keine Angst mehr hat, von der
Vergangenheit überflutet zu werden. Mit Hilfe der Sprache
hat sie ein Medium gefunden, mit dem sie endlich ausdrücken konnte, was sich in ihrem Inneren über so viele Jahre
angestaut hatte.

Schlafstörungen

Das Kind, das im Krieg in ständiger Alarmbereitschaft gelebt hat, meldet sich auch in Form von Schlafstörungen, als Übererregung des vegetativen Nervensystems. Ohne äußeren Grund taucht Spannung auf. Das Kriegskind weckt mich, und schon bin ich hellwach. Eigentlich hatte ich schon geschlafen, doch plötzlich bin ich aufgeschreckt. »Das lässt sich nicht vorhersehen, das lässt sich nicht steuern, das ist einfach so«, erzählt eine Frau, die immer wieder Nächte erlebt, in denen sie sich heimgesucht fühlt. Seit sie angefangen hat, die plötzlich auftretenden Spannungszustände mit den gestörten Nächten im Krieg in Zusammenhang zu bringen, fühlt sie sich freier. Wie oft wurde sie als Kind nachts aus dem Bett gerissen. Oft hatte sie in den Kleidern schlafen müssen, damit alles schnell geht, wenn die Sirene heult. Nichts wie ab in den Keller!

Schlafstörungen sind eine natürliche Folge traumatischer Erfahrungen und werden daher zu den posttraumatischen Belastungen gezählt. Eine durchgeschlafene Nacht ist eine Seltenheit, häufiges Aufwachen die Regel, weil ein hochsensibles Gehör auf kleinste Geräusche reagiert.

Die Gefahr ist längst vorüber, doch wird sie immer wieder so erlebt, als ob sie aktuell wäre. Für manche Betroffene ist es eine Hilfe, sich nicht dagegen zu wehren, sondern es als gegeben hinzunehmen, als ein Meldezeichen des Kriegskindes zu akzeptieren. »Dann liege ich wach, die Erregung flacht nach einiger Zeit ab. Ich habe es mir angewöhnt, mit mir als Kriegskind zu reden. Dann fallen mir schließlich alte Kinderreime ein und Gedichte oder Lieder aus meiner Kindheit. Danach schlafe ich entspannt ein.«

Es gibt auch nächtliche Attacken, die nicht beeinflussbar sind und sich mit einer großen Wucht äußern können. »Was soll das?« fragt sich ein Mann, dem es nicht ganz geheuer ist, wenn er nachts plötzlich aufrecht im Bett sitzt und von ungeheurem Erschrecken erfüllt ist. Eine Riesenangst vor der Vernichtung hat ihn gepackt, er meint sterben zu müssen. Der Zusammenhang mit seinen Erfahrungen im Krieg ist nicht zu leugnen. Wie viele Bombennächte hat er im Keller verbracht! Wie viele Explosionen hat er hautnah miterlebt, als ihm auf der Flucht die Front bedrohlich nahe gekommen war, die Erde gebebt hatte und vom Himmel die Geschosse hagelten! Diese geballte Energie hat auf den Körper des kleinen Jungen eingewirkt; die Angst zu sterben war unerträglich und reaktiviert sich bis heute von Zeit zu Zeit.

»Was soll das?«, fragt sich auch eine Frau, die mit erhobenen Händen aus dem Bett springt und sich dabei fühlt, als ob sie unter Strom stehe. Sie fühlt sich verfolgt und hört Geschosse pfeifen. Eine Menschenjagd ist im Gange, Menschen werden zu Tode gehetzt wie Tiere. Noch nach Stunden steckt ihr die Angst in den Knochen. »Das muss mit dem Krieg zusammenhängen. Anders kann ich mir das nicht erklären. Ich war sieben, als wir aus der Heimat im Osten weg mussten. Ich hatte damals schon meine Eltern verloren und lebte bei meiner Tante, der Schwester meiner Mutter. Mehr als einmal haben wir auf der Flucht erlebt, dass plötzlich Soldaten mit Maschinengewehren um sich schossen. Meine Tante sagte dann immer: ›Geh weiter, das ist nichts für dich.‹ Später habe ich erfahren, dass in der Gegend, durch die wir liefen, Partisanen versteckt waren. Es war sehr gefährlich, und ich hatte Angst, meine Tante zu verlieren. Mit hoch erhobenen Händen zu gehen, das ist ja ein Zeichen der Ergebung. Vielleicht hatte mich meine kindliche Angstfantasie zu einem Partisanen gemacht. Ich wusste damals ja nicht, was das ist.«

Irritierend für die Betroffenen ist das Fehlen konkreter Anhaltspunkte. Manchmal kommt es beim Einschlafen zu

Traumbildern, die das Erlebte aufgreifen. Doch im Vordergrund steht die Erfahrung einer tiefen Erschütterung. Die innere Erregung legt sich nur langsam. Möglicherweise steckt hinter diesem nächtlichen Aufschrecken ja auch ein Schutz der Psyche, die verhindert, dass aus dem Unbewussten etwas aufsteigt, was besser im Dunkeln bleibt. Das innere Regulationssystem sagt: Es reicht, es ist genug. Das Traumbild wäre zu bedrohlich; das unbewusste Szenario soll nicht ins Bewusstsein gelangen.

3 Träume vom Krieg

Bei der Suche nach dem Kind, das mit seinen Erfahrungen und Gefühlen im Krieg übersehen und vergessen wurde, können Träume zu wichtigen Wegweisern werden. Das verdrängte Erleben kann aus der Vergangenheit ans Tageslicht kommen, denn Träume verbinden Bewusstes und Unbewusstes, die Tag- und Nachtseite des Lebens, und regen Fantasie und Gedanken an. Auch wenn die Bildsprache der Träume vieldeutig ist, führt oft ein intuitives Gefühl zur Einsicht in ihre Bedeutung. Über die bildhaften Geschehnisse fließt Energie ins Bewusstsein, die sich beim Aufwachen in einem entsprechenden Körpergefühl äußert. Deshalb ist es nicht verwunderlich, dass ein Kriegsszenario im nächtlichen Traum am nächsten Morgen im Körper seine Spuren hinterlässt. Eine Frau beschreibt es so: »Wenn nachts die Sirene losgeht und ich im Traum durch die dunkle Nacht renne, Gewehrschüsse höre, dann fühle ich mich am nächsten Morgen wie zerschlagen, und eine bleierne Müdigkeit erfüllt mich. Als hätte mein Körper die Wucht der Geschosse gespürt.«

Wer im Traum mit Kriegsgeschehen konfrontiert ist, lernt über seinen Körper dessen energetischen Niederschlag kennen und versucht gleichzeitig, das bildhafte Geschehen einzuordnen. Ausgelöst werden Kriegsträume durch inneres Geschehen, aber auch durch Bilder aus Kriegsgebieten, durch Kriegsfilme, Erzählungen von anderen oder Gedenktage. Manchmal tauchen innerhalb eines kurzen Zeitraums mehrere Träume zum Thema auf, und ein spannender Prozess beginnt. Hilfreich ist es, solche Träume aufzuschreiben, dann verlieren sie ihren oft bedrängenden Charakter, gehen nicht mehr so unter die Haut und werden nicht vergessen.

Für das Netzwerk der Erinnerungen bringen Träume neue Impulse und Informationen, denn das erinnernde Nachdenken spielt sich nicht auf der abstrakt-logischen Ebene ab, sondern ist immer mit entsprechenden Emotionen verbunden. Über die Träume vom Krieg werden die zur Erinnerung passenden Emotionen bewusst und bedeutsam. Gleichzeitig balanciert sich ein inneres Ungleichgewicht aus. Das im Krieg übersehene Leiden der Kinder sucht den Weg ins Bewusstsein, will gesehen und gefühlt sein und führt zu einer veränderten Gewichtung der frühen Lebensjahre. Von Träumen geht oft eine inspirierende und animierende Kraft aus, die zum Erzählen drängt. Viele der in diesem Kapitel aufgeführten Träume wurden mir bei Gesprächen über den Krieg erzählt. Eine zusätzliche Dimension der Tiefe kam in die Begegnungen, und durch das Erzählen wurde das nächtliche Traumgesicht klarer. Die Botschaft des Traums ließ sich mit einem zuhörenden Gegenüber leichter entschlüsseln.

Nicht selten hat ein Traum, in dem das ehemalige Kriegskind auftritt, eine zweifache Gestalt: Das heutige Ich träumt, gleichzeitig ist da aber auch das Kind, das ich einmal war. Beide gehen ineinander über. So stellt es sich auch im folgenden Traum einer Frau dar: »Mit unserem alten Nachbarn stehe ich als Mädchen, aber irgendwie auch als erwachsene Frau nachts am Gartenzaun. Den alten Mann hatte ich gerne, er zeigte mir die Sterne und hatte immer interessante Geschichten zu erzählen. Doch plötzlich tauchen am Himmel viele Flugzeuge auf, und da sagt er zu mir: ›Die haben in Osnabrück gewütet!‹«

Das war der erste Traum in einer Serie von Kriegsträumen. Die Träumerin hatte an manchen Tagen Mühe, mit der

Dynamik der aufbrechenden Erinnerungen Schritt zu halten. Auf der einen Seite waren es die Bilder der drohenden Gefahr aus der Luft, auf der anderen Seite war die Angst etwas gemildert durch die Gegenwart des alten Nachbarn, der großväterlichen Schutz und Sicherheit verkörperte.

Wer meint, über den längst vergangen Krieg sei Gras gewachsen, der stellt nach seinem ersten Traum vom Krieg fest, dass dies eine Täuschung war, denn im Bereich des Unbewussten kann das Vergangene plötzlich wieder zur Gegenwart werden. Wer sich nun darauf einlässt, staunt über die reiche Symbolik der Bilderwelt seiner Träume und spürt, dass sie mit großer Energie den Prozess der Auseinandersetzung vorwärts treibt. Wenn Bomben im Traum explodieren, verletzte Menschen auftauchen, Soldaten durch die Straßen stürmen, dann weisen diese Geschehnisse auf einen Zustand des inneren Unfriedens hin, auf seelische Verletzungen, die heilen wollen.

In diesem Zusammenhang spricht ein Mann von den Schmerzen seiner Narben. Er hat den Eindruck, dass die frühen Wunden aus dem Krieg zwar zugewachsen sind, aber wohl doch nicht richtig geheilt. Kriegsträume erlebt er als einen Angriff auf seine Persönlichkeit. Da sie nicht steuerbar sind, da es keinen Ausschaltknopf für bedrohliche nächtliche Visionen gibt, ist es am besten, sie als etwas Natürliches zu akzeptieren. Letztendlich sorgen sie dafür, dass sich die ungeheure Energie der Zerstörung, der das Kind im Krieg ausgesetzt war, ausdrückt und damit eine Entlastung eintreten kann.

Eine Frau nennt ihre Kriegsträume ›Kampfberichte‹ aus der Zeit, als Todesangst allgegenwärtig war. Zwar träumt sie nicht von dem Kind, das sie war, sondern von sich als erwachsener Frau. Sie spürt aber intuitiv, was sich da mitteilt: »Ich bin in einem Raum mit vielen Frauen. Es herrscht eine bedrohliche Atmosphäre. In der Mitte steht ein Tisch, davor eine große dunkle Gestalt mit einem Schlachtermesser. Ich weiß, ich bin die nächste, die dran kommt. Dann wechselt das Bild. Ich sitze ganz allein und verlassen im Dunkel; eine große Traurigkeit hat mich überfallen, denn meine Arme und Beine sind voller Schnittwunden.«

Träume sind immer vieldeutig, doch der Träumer hat selbst meist ein Gespür für den Bedeutungskern seines Traums. Für diese Frau gibt es keinen Zweifel, dass ihr Traum etwas auf den Tisch bringen will, was mit ihrer allgegenwärtigen Katastrophenangst zu tun hat. Bei geringsten Anlässen rechnet sie mit dem Schlimmsten. Sie leidet unter diesem Zwangsdenken, weiß aber auch, woher es kommt: Im Krieg hatte sie als Zehnjährige miterlebt, wie nach und nach aus ihrer großen Verwandtschaft einer nach dem anderen nicht mehr da war. Die vertrauten Menschen waren Opfer des Bombenhagels geworden. »Es war wie beim russischen Roulette«, sagt sie. »Wer wird der nächste sein, den es erwischt? Da tut noch etwas weh, dem ich auf die Spur kommen muss!«

Der Weg ins Dunkel

Das Motiv des Krieges führt im Traum oft in ganz dunkle Bereiche, in die kein Licht hineinscheint. Schwärze und Finsternis dominieren und wirken sehr beängstigend. Weist das Dunkel auf seelischen Stillstand hin? Dann wäre der Austausch zwischen dem Unbewussten und dem Bewusstsein in Stagnation geraten. Doch Schwarz ist auch die Farbe der Trauer und des Todes – im Krieg allgegenwärtig. Kriegsträume können ins Reich der Schatten und des Todes führen.

Als in allen Medien die Feiern zum fünfzigjährigen Ende des Zweiten Weltkriegs im Mittelpunkt standen und die

kollektiven und individuellen Ebenen der Erinnerung an-
regten, geriet eine Frau in diese inneren Dunkelheiten. Wochenlang lebte sie in Gefühlen tiefer Niedergeschlagenheit,
gegen die sie nicht ankam. Ihre Depression veränderte sich
erst, nachdem ein Traum sie aufgeschreckt hatte. Das innere
Geschehen war kurz und sehr intensiv: »Mutterseelenallein
gehe ich durch eine rabenschwarze Gegend. Nichts durch-
dringt die Schwärze, ich bin ratlos und wache mit rasendem
Herzklopfen auf.« Lange konnte sie zu dieser Schwärze
keinen Bezug herstellen. Erst als sie anfing, sich die dunklen
Stationen ihres Lebens zu vergegenwärtigen, spannte sie
endlich den Bogen zum Krieg. Den hatte sie total vergessen.
Auf einmal bekam der Traum einen Sinn, Erinnerungen kamen zurück. Als kleines Kind hatte sie sich immer vehement
und mit lautem Geschrei dagegen gewehrt, mit Mutter und
Geschwistern in den dunklen Luftschutzkeller gehen zu
müssen. Ihr älterer Bruder hatte diese Ereignisse häufig erzählt und vergaß nie zu erwähnen, wie peinlich ihm das war,
wenn er mit diesem schreienden Gör auf dem Arm in den
Keller kam. Sobald sie die Sirene hörte, verkroch sie sich
unterm Bett, und er musste sie dort hervorziehen. Sie war
trotzig, wehrte sich, kratzte und biss ihn in die Hand, aber
er nahm sie in den Schwitzkasten, und ab ging es in den
schwarzen Keller.

Die Angst vor dem Dunkel erfährt jedes Kind, denn sie
gehört zum biologischen Programm für den Umgang mit
Gefahr. Vor der Bedrohung im Bunker hatte es nur einen
Schutz gegeben: die eng nebeneinander sitzenden Erwachsenen, die selber Todesangst hatten. Deshalb ist es nicht verwunderlich, wenn die dunklen Seelenlandschaften aus der
Vergangenheit auftauchen und die Gegenwart trüben.

An die ersten dunklen Wasserläufe in meinen Träumen
erinnere ich mich noch gut. Es war um die Zeit der Gedenk-

feiern. Zum ersten Mal bewegte ich mich inmitten eines dunklen Geschehens und wachte mit einem bleiernen Gefühl auf. Der Traum setzte sich fort: »Ich laufe am Ufer eines Flusses, dessen Wasser schwarz und schmutzig ist. Ich bin allein, fühle mich hilflos und verlassen. Dann sehe ich ein kleines Kind aus den Fluten auftauchen. Aber ich rühre mich nicht von der Stelle. Von panischer Angst gelähmt stehe ich am Ufer und muss zusehen, wie der Kopf des Kindes wieder verschwindet. Eine große Trostlosigkeit drückt mich zu Boden.« Beim Aufwachen fallen mir die Worte aus der Bibel ein: Mein Gott, warum hast du mich verlassen?

Der Fluss des Lebens fließt nicht klar und hell, sondern dunkel und brodelnd. Es sind die dunklen Wasser der Depression, Novemberstimmung, Stillstand, Totenstille, und ein Kind, das aus dem Dunkel hochgespült wird und plötzlich wieder verschwunden ist. Eine erste Ahnung, dass etwas ans Licht will. Ein Kind wird sichtbar, sein Anblick macht starr vor Angst. Der Zwang zuzusehen, verbunden mit der Unfähigkeit zu handeln. Es ist noch nicht so weit. Ich war noch nicht so weit. Schon ist das Kind wieder vom Dunkel verschluckt. Seelische Prozesse verlaufen nach eigenen Gesetzlichkeiten, sie sind selten linear und folgerichtig. Es dauerte noch einige Zeit, bis die inneren Widerstände überwunden waren.

Das war meine erste Konfrontation mit dem Kind, das den Krieg erlebt hatte: Dieser Abschnitt meines Lebens fing an, mich heimzusuchen. Gleichzeitig hatte dieser Traum eine Alarmfunktion. Mein Bewusstsein war aufgeschreckt, und ich wünschte mir, sollte sich der Traum mit dem Kind im schwarzen Wasser wiederholen, anders handeln zu können. Ich war erleichtert, dass sich mit diesem Traumbild die dunklen Seelenwasser wandelten.

Die Mutter eines ehemaligen Kriegskindes erzählte mir den folgenden Traum: »Durch eine große Finsternis bewegen sich sehr langsam und mühsam einige Menschen. Das Dunkel ist undurchdringlich, kein Lufthauch ist zu spüren. Ich habe den Eindruck, die kommen nie ans Ziel.« Der hochbetagten Frau waren dunkle Kriegsträume vertraut; sie hat sich im Laufe ihres langen Lebens ihren eigenen Reim darauf gemacht: Für sie drückt sich in diesen Bildern die Erfahrung des Nichts und der Gottverlassenheit aus.

Neue Erkenntnisse

Meine Gespräche mit ehemaligen Kriegskindern machen deutlich, dass bei jedem ganz individuelle Prozesse ablaufen. Gemeinsamkeit besteht darin, dass die Konfrontation mit dem Kriegskind nie durch ein einziges Ereignis charakterisiert ist. Stets sind viele Puzzleteile zusammenzulegen, bis die Gestalt des Erlebten deutliche Konturen annimmt. Wer so weit gekommen ist, hat die Widerstände und Ängste vor der Begegnung mit der Kriegszeit überwunden und ist im Fluss mit seinem inneren Prozess. Nicht wenige erwähnen, wie spannend diese Spurensuche im Traum sein kann und wie wichtig es ist, den Traumbildern Raum in der Fantasie und im Nachsinnen zu geben, auf Einfälle und Assoziationen zu warten, und diese mit dem Geträumten zu verbinden.

Manche neue Einsicht in die Thematik der Kriegskindheit habe ich über Träume erhalten, aber mir wurde auch klar, dass ich mit dem Aufspüren der Vergangenheit ein Gebot missachtete, das den Überlebenden des Krieges Stillschweigen auferlegt hatte. Nun verstoße ich gegen das Schweigegebot und halte mich nicht länger an die alten Schutzparolen, denn ich will ja Licht ins Dunkel bringen!

Ein Traum drückt dieses innere Problem aus: »Im Kriegs-
gebiet treffe ich auf Soldaten, und ich gerate in Schwierigkeiten. Die Soldaten halten mich fest, weil ich verdächtigt
werde, etwas Verbotenes zu tun.« Die Soldaten verkörpern
eine innere Ordnungsmacht, ein Kontrollorgan, das im
Krieg das Sagen hatte. Im Krieg sind sie die Vertreter des
herrschenden Bewusstseins, und in ihren Augen mache ich
mich strafbar. Doch nicht länger bestimmen die Soldaten,
was zu tun und zu lassen ist, denn einige Tage darauf verändert sich die Thematik: »Meine Mutter hält ein kleines Kind
auf dem Arm in die Höhe. Sie steht in einem Unterstand,
der wie ein Erdbunker aussieht.«

Es gab keinen Zweifel mehr, die Annäherung an den
Krieg war in vollem Gange. Das Bild der Mutter mit dem
Kind auf dem Arm machte mir Mut und wies darauf hin,
dass etwas Neues auf mich zukam. Es drückt sich in der
Haltung der Mutter aus, die das vergessene Kind aus dem
Bunker hochhält, damit es nicht mehr übersehen werden
kann. Jeder soll es sehen! Ab sofort bestimmt mütterlich
stützende Fürsorge das Denken, Fühlen und Tun und nicht
länger die Maxime männlicher Kriegsstrategien.

Doch immer wieder taucht Skepsis auf, die sich im folgenden Traum ausdrückt: »Ein Mann spricht mit einem anderen
über Kriegserlebnisse. Es geht darum, dass die Kinder das
später selbst herausfinden müssen, das sei besser für sie. Der
andere hatte eine andere Position vertreten und wollte ihnen
lieber alles gleich sagen, um es ihnen einfacher zu machen.«
Da war ich also mittendrin in der Diskussion über die
Schwierigkeiten des Umgangs mit Kindern im Krieg. Wieder
sind es männliche Standpunkte, die sich konträr gegenüber-
stehen und bis heute geltende Meinungen widerspiegeln.

Der nächste Traum katapultierte mich mit großer Vehe-
menz zurück in die Kriegskindheit und schenkte mir neue

Einsichten: »Als erwachsene Frau stehe ich an der Stelle meiner Wohnung, wo eine Tür ausgehängt ist. Um mich herum ist totales Dunkel. Plötzlich bin ich nicht mehr die erwachsene Frau von heute, sondern ein kleines Mädchen, das laut ›Nein, nein, nein!‹ schreit, weil etwas Furchtbares geschieht. Doch zu hören ist nur ein kleiner harmloser Laut. Auf einmal blicke ich ins Innere meines Körpers, staune über diese Innenansicht – das hatte ich noch nie gesehen –, und gleichzeitig höre ich das furchtbare Schreien des Kindes im Inneren. Immer lauter wird es und ruft: ›Nein, Nein, Nein!‹ Immer diese Worte. Nach außen aber dringt nur ein undefinierbares leises Wimmern. Danach wechselt die Szene. Wie ein Geschoss schleudert es mich auf das Grundstück eines Nachbarn in meinem Heimatort. Entsetzt wache ich auf.«

Der Blick in das Körperinnere, die ausgehängte Tür – beides führt zu einer Öffnung, die neue Durchsicht und neue Durchgänge ermöglicht. Der direkte und körperliche Kontakt mit dem Kriegskind! Ich spüre seinen Schmerz, die Not, in der es ist, weil nichts nach außen darf, weil es keinen Mucks machen darf und dennoch versucht, auf sich aufmerksam zu machen. Endlich ist das Kind an einem Ort meines Inneren, wo ich es nicht mehr übersehen kann. Die Tür ist weg, eine Begrenzung ist verschwunden. Was war nicht alles hinter der ausgehängten Tür verschlossen! Ein neuer Zugang zum Verstehen des Kindes eröffnet sich, weil ich einen Blick in sein Inneres tun kann. Von außen war ja nichts zu sehen. Brav war es die Treppe zum Keller hinuntergestiegen und mucksmäuschenstill. Das ist nun vorbei. Das Kind teilt sich mit und wird gehört und gesehen. Endlich!

Das vergangene Geschehen war dabei, sich neu zu inszenieren. Die Beruhigungsspritze, die mein Kriegserleben lange Jahre in Schach gehalten hatte, war nicht mehr wirksam. Die Not des Kindes meldete sich und suchte nach sprachlichem Ausdruck. Der Schrei, der nach innen gegangen, in den Zellen des Körpergedächtnisses gespeichert worden war, wollte endlich nach außen. Doch was ist es, worauf mich das Kind hinweisen will? Wieso ruft es immerzu Nein? Offensichtlich war die Bedrohung so groß, dass das Kind sie nicht begreifen konnte.

Wenn die Erfahrungen der Kinder im Krieg ans Licht wollen, sind sie unweigerlich mit den Erfahrungen ihrer Eltern verbunden. Die grau gewordenen Kinder sprechen heute aus, was sie damals nicht hatten sagen können. Wieder ist es ein Traum, der mir zu verstehen hilft: »Mit meinem Vater bin ich in den brennenden Straßen von Mannheim und höre die Geräusche der genagelten Stiefel der Feuerwehrmänner. Auf einmal sitze ich aber an einem Tisch und schreibe. Überrascht bin ich, als mir mein Vater die Hand beim Schreiben führt.«

Der Vater führt die Hand der Tochter, damit sie auch das aufschreiben kann, was er im Krieg erfahren hat. Das hätte er selbst auch sehr gut gekonnt, denke ich, und erinnere mich an sein großes Interesse für Geschichte, doch es war ihm nicht vergönnt, authentisch als Feuerwehrmann über den Kampf gegen den Feuersturm in deutschen Städten zu schreiben. Für ihn war die Zeit noch nicht so weit. Das Schreckliche blieb gefroren und verdrängt, wie bei so vielen Menschen seiner Generation.

Mich bewegt der Traum, weil er klar macht, dass Widerfahrnisse der Eltern sich in Träumen der nachfolgenden Generation niederschlagen können. Im seelischen Austauschprozess zwischen den Generationen fließen ihre Erinnerungen ineinander. Als Kind und Jugendliche hatte ich sehr aufmerksam zugehört, wenn mein Vater vom Inferno des Feuers erzählte. Einmal hatte ihn in Mannheim eine reiche Frau gebeten, er möge noch einmal in ihr brennendes Haus hinein gehen, um ihre Pelzmäntel zu retten. Sie hatte ihm ein Vermögen versprochen. Vaters Erzählen enthüllte die Menschlichkeit dieser Situation: An was hält sich des Menschen Herz in solcher Ausweglosigkeit?

Wie gut wäre es für viele Väter gewesen, wenn sie hätten aufschreiben können, was sie im Dritten Reich erlebt hatten. Im Generationenvertrag des Unbewussten ging jedoch nichts verloren. Auch nicht das furchtbare Ereignis der Reichskristallnacht. Die Synagoge brennt, die Männer der Feuerwehr stehen einsatzbereit dabei und müssen ohnmächtig zusehen, wie die Gotteshäuser der Juden in Flammen aufgehen. Fing es da an, dass Schuld und Scham in die Herzen der Väter krochen und sie verstockten?

Die Verarbeitung von Angst

In meiner Kindheit gab es eine Truhe aus geflochtenen Weiden, in der Näh-Utensilien und Stoffreste aufbewahrt wurden. Mit diesen Materialien spielte ich sehr gern. Ich frage mich, ob ich nicht dabei bin, heute Ähnliches zu tun. Im übertragenen Sinn greife ich in die Stoffkiste meines Lebens und schaue mir die verschiedenen Altersstufen an. Die Löcher, die der Krieg eingeschossen hat, sind nicht zu übersehen. Meine Augen folgen dem Gewebe, das an manchen Stellen etwas brüchig ist, auch ist die Farbe verblasst. Dann wieder stoße ich auf Abschnitte, wo der Faden sehr geregelt und fest verläuft, das Muster gut sichtbar ist. Unschlüssig beuge ich mich über die alte Stofftruhe und bin mir nicht sicher, welchen Stoff ich auswählen soll. Ich suche nach dem Anfang des roten Fadens, der mein Leben ist, und stoße auf die Angst.

Angstträume als bedrohlich erlebte Widerfahrnisse können sich wiederholen und werden als unangenehm erfahren. Schnell wird vergessen, dass sie ein wichtiger Bestandteil der Psychohygiene sind. Ein Traum wie der folgende zählt zu den klassischen Angstverarbeitungsträumen aus dem Krieg: »Die Sirenen heulen, und ich renne in panischer Angst los, um Mutters gepackte Tasche zu holen, aber ich kann sie einfach nicht finden und weiß, ich muss in den Keller, sonst ist es aus mit mir, die lassen mich dann nicht mehr rein. Ich renne die Treppe runter, und da sind auch schon die Flugzeuge zu hören. Ich wache mit Herzrasen auf und bin ganz verwirrt.«

Die junge Frau, die den Traum erzählte, hatte den Krieg nicht real erlebt, aber von ihrer Großmutter wurde sie von klein auf mit bedrohlichen Geschichten gefüttert. Es waren immer wieder dieselben Erzählungen. Ihre Worte klangen alltäglich, doch das, worum es ging, war in den Worten nicht angemessen ausgedrückt worden. Das zuhörende Kind spürte die Diskrepanz und verdrängte Angst. In der Realität hatte es nie einen Fliegeralarm erlebt, der war Teil der Geschichte von Mutter und Großmutter. Aber die Panik steckte auch bei der inzwischen erwachsenen jungen Frau im seelischen Gepäck, denn durchs Erzählen bewegte sich die Angst durch die Generationen weiter, so dass die Enkelin von der Angst der Großmutter vor den Bomben bis heute heimgesucht wird. Schweißgebadet wacht sie aus einem Albtraum auf, in dem der Himmel voller Bomben war. Sie weiß, das sind Ängste der Großmutter.

Angst kann lähmen, macht Arme und Beine gefühllos, hindert an der Flucht. Die Gestalt von Lots Frau, die beim Anblick von Sodom und Gomorrha zu einer Salzsäule erstarrt, ist der Inbegriff dieser geronnenen Angst. In Träumen taucht diese Angst manchmal in Form einer leblos wirkenden Gestalt auf, die irgendwo im Dunkeln sitzt. Ihre Umrisse sind nur undeutlich sichtbar; sie ist stumm, wie tot und von einem dunklen Schleier umhüllt.

Von einem solchen Traum erzählt ein Mann, der als Hitlerjunge in den letzten Wochen des Krieges an der Heimatfront mit dem sinnlosen Morden konfrontiert worden war und keinen hatte, mit dem er darüber sprechen konnte: »Ich bin unterwegs in dunklen Höhlen, taste mich vorwärts. Vor mir tanzen weiße Irrlichter herum. Dann sehe ich einen Menschen auf einem schwarzen Stein sitzen, ganz in sich eingesackt. Ich denke, der ist tot, doch ich gehe näher hin und berühre die Gestalt. Plötzlich höre ich ein abgrundtiefes Seufzen, das mir durch Mark und Bein geht. Es ist furchtbar. Ich würde am liebsten wegrennen.«

Die anonyme Gestalt im dunklen Erdstollen ist das Symbol der Angst des ehemaligen Hitlerjungen. Wie viele Menschen hatten im Krieg in still gelegten Bergwerken Zuflucht gesucht! Wie viele sind erstickt, weil ihnen die Luft ausging oder weil sie vergessen wurden! Was bedeutet dem älteren Mann von heute die seufzende Gestalt? Er sieht in ihr eine Verkörperung menschlichen Leidens und Elends, das Seufzen der gequälten Kreatur. Er erkennt in ihr aber auch den Teil in sich selbst, der das Leid internalisiert hat, auf das ihn niemand vorbereitet hatte. Verstehen konnte ein Heranwachsender nicht, was um ihn geschah, doch es zeichnete sein Inneres. Von dort steigen wie Luftblasen Ängste und Erlebnisse auf und inszenieren in immer neuen Varianten das Drama des Krieges.

Aus der Anfangszeit des Irak-Krieges, der bei vielen ehemaligen Kriegskindern die Schicht der Erinnerungen und Ängste aktivierte, stammt der folgende Traum: »Auf der Straße fahren plötzlich viele Militärautos und Panzer. Ich rufe einem amerikanischen Soldaten im Jeep zu, dass der

Krieg doch zu Ende ist. Ich will schon ›Ami go home‹ rufen und merke plötzlich, da steht ja ein kleiner Junge vor dem Jeep, der kriegt einen Kaugummi. Es ist wie bei Kriegsende.«

Ist noch Krieg, oder ist er vorbei? Im Traum trifft das verunsicherte Kind auf einen amerikanischen Soldaten, der gut zu ihm ist. Viele Kinder hatten ähnliche Erlebnisse und hüten sie als kostbare Schätze.

Kinderträume vom Krieg

Kinder durchlaufen vielfältige Wachstumsprozesse. Die Angst vor dem Neuen und Unbekannten ist bei ihnen ebenso vorhanden wie Neugier und Welteroberungsstreben. Diese Auseinandersetzung zeigt sich in ihren Träumen, und Kinder träumen viel! Das nächtliche Erleben von Angstszenarien gehört zu ihrem Entwicklungsprogramm – und das gilt auch für die Kinder im Krieg. Doch der Gedanke, dass sich jemand im Zweiten Weltkrieg um die Träume der deutschen Kinder kümmert, klingt absurd. In England war das anders: Dort hatte Anna Freud mit Dorothy Burlington bereits 1940 damit angefangen, mit Kindern, die an den Folgen der deutschen Luftangriffe auf London litten, therapeutisch zu arbeiten. Beim Lesen dieser Untersuchungen hatte ich Mühe zu akzeptieren, dass es in Deutschland so viele Jahrzehnte gedauert hatte, bis die Kriegseinwirkungen an den deutschen Kindern endlich ein Thema wurden.

Kopfschüttelnd spreche ich mit englischen Freunden darüber. Letztendlich laufen alle Überlegungen darauf hinaus: Die deutschen Kriegskinder gehörten zum Volk der Verlierer, das schuld am Krieg war und deshalb kein Recht hatte, sich als Opfer zu fühlen oder über sein Leid zu sprechen. Während des Krieges standen sie, wie auch die Erwachsenen, unter den Zwängen der nationalsozialistischen Ideologie, die Helden brauchte. Das Leid musste verdrängt werden.

Bisher konnte ich nur auf Träume von älteren Menschen zurückgreifen, die den Krieg als Kinder erlebt hatten. Doch was träumen Kinder vom Krieg? In welchen Bildern drückt sich bei ihnen das Erleben der Zerstörung aus? Wie verarbeiten sie die traumatischen Erfahrungen? Antwort auf diese Fragen geben am besten die Träume von betroffenen Kinder. Durch meine Arbeit in der Schule hatte ich Kontakt zu Kindern aus Kriegsgebieten im ehemaligen Jugoslawien, die froh darüber waren, dass sich jemand für ihre Träume und Geschichten interessierte. Ein Mädchen aus Bosnien hat mir die folgenden Träume erzählt und verdeutlicht damit authentisch den Riss, der durch die kindliche Seele geht. Gleichzeitig kann dadurch auch ein innerer Selbstheilungsprozess in Gang kommen.

Das Mädchen hatte ihre Spielsachen, das Haus, die Hunde, den Garten, die Großeltern verloren und lebt mit ihrer Mutter im »deutschen Land«, wie sie ihre neue Heimat nennt. Spielkameraden darf sie nicht nach Hause bringen, weil ihre Familie noch Schutz braucht. Bereits der erste Traum rückt die Thematik des Krieges ins Zentrum: »Ich war draußen in meinem Garten bei den Blumen, hab gespielt und Blumen gepflückt für meine Mama. Dann ist ein Tornado gekommen, der hat mich mitgenommen. Ich war in einem anderen Land, in der Wüste, und ich habe gesagt: ›Wo ist meine Mama?‹ Ich hab geweint und bin aufgestanden und zu meiner Mama ins Bett gegangen.«

Mir fällt sofort das Anti-Kriegslied ein »Sag mir, wo die Blumen sind«, das in einfachen Worten von der Zerstörung der schönen Gefühle singt. Der innere Bereich, die Seele, die sich im Symbol des Gartens ausdrückt, wird gewaltsam zerstört.

>Sag mir, wo die Blumen sind.

Wo sind sie geblieben?

Sag mir, wo die Blumen sind.

Mädchen pflückten sie geschwind.

Wann wird man je verstehen?

Wann wird man je verstehen?«

Das folgende Gespräch ergab sich zwischen dem Kind und mir:

>Das war ein schlimmer Traum!«

Nada: »Ich hab mich so erschrocken, und ich bin aus dem Bett gefallen.«

>Im Traum hast du einen Garten gehabt?«

Nada: »Haben wir in Bosnien gehabt.«

>Da habt ihr einen schönen Garten gehabt.«

Nada: »Dann war Krieg.«

>Dann war Krieg.«

Nada: »Dann mussten wir weg, ich war damals noch ein Baby.«

>Der Krieg hat dich aus dem Garten vertrieben.«

Nada: »Und er hat unseren Garten kaputt gemacht.«

>Euer Garten wurde kaputt gemacht.«

Nada: »Sie haben geschossen mit Bomben.«

>Und das weißt du noch?«

Nada: »Hat meine Mutter mir erzählt.«

>Die Mama hat es erzählt, aber du hast es erlebt.«

Nada: »Ich hab ihr aber nichts von meinem Traum erzählt, weil die sonst so Angst kriegt. Das will ich nicht!«

In diesem Schweigen steckt die ganze Problematik des Kriegskindes. Im Schlaf erlebt es erneut die seelische und körperliche Erschütterung durch den Krieg, der den geschützten Raum der Heimat zerstört hatte. Die überwältigende und zerstörerische Kraft des Bomben- und Feuersturms ist so groß, dass sie aus dem Bett fällt und auf Trost angewiesen ist. Doch als sie neben der Mutter im Bett liegt, will sie diese nicht stören. Sicherlich ist sie froh, dass der Traum vorbei ist, und doch verwundert die große Rücksichtnahme des Kindes auf seine Mutter; es empfindet Mitleid, will sie schützen. Das Kind übernimmt die Rolle des verantwortungsvollen Erwachsenen, eine Verhaltensweise, die charakteristisch ist für Kinder, die in Extremsituationen Rücksicht auf die Eltern nehmen und deren Part übernehmen. Diese *Parentifizierung* trägt zum Überleben aller bei.

Im Bild des Tornados steckt die Gewalt einer zerstörerischen Energie, die das Kind von der Mutter trennt, es aus dem guten Mutterboden herausreißt und durch die Luft wirbelt. Orientierungslos fliegt das Mädchen ins Unbekannte und landet in der Wüste. Getrennt von der Mama, alleingelassen in der Weite der Einsamkeit, wo keine Blume blüht. Wer sich in der Wüste orientieren muss, geht schnell verloren und ist immer in Gefahr zu verdursten. Das gute Leben findet sich in dieser Landschaft nicht.

Der Riesensturm, der ein Kind aus seinem bisherigen Halt herausreißt, findet sich auch in der Geschichte vom *Zauberer von Oz*. Das Mädchen Dorothy wird durch einen Wirbelsturm aus der vertrauten Heimat durch die Luft weggetragen und landet im fantastischen Land Oz, wo es auf gute und böse Gestalten trifft und sich in Gefahren und Abenteuern bewähren muss. Am Ende darf Dorothy aber wieder nach Hause. Nada dagegen findet in der Wüste keinen, der ihr hilft und sie begleitet. Sie vermisst die Mutter, fragt nach ihr und erhält keine Antwort. Ohnmächtig und orientierungslos ruft ein Kind nach der Mutter, die plötzlich verschwunden ist. Ohne Einfluss auf das Geschehen wird ein Kind zum kleinen Krümel in der Wüste seiner Verlassenheit. Wie hält es diese Bedeutungslosigkeit aus? Welche

Gegenkräfte kann es mobilisieren, um der Vernichtungs-angst Stand zu halten? Die Antwort steckt in den folgenden Träumen.

»Ich habe geträumt, dass alle in unserer Klasse schon groß sind und du, Frau Ennulat, überall mit uns hingehst, in alle Klassen. Wir hatten viel Spaß und waren froh mit dir. Wir sind groß, aber immer noch zusammen.«

Wir wollen niemals auseinandergehen, heißt die Parole, wir sollen immer zusammenbleiben, gemeinsam groß wer-den. Nichts soll sich ändern an dem, was gut ist. So äußert sich der Wunsch nach Dauer, nach Kontinuität, nach einer Festschreibung der guten Gegenwart in die Zukunft hinein. Die Geborgenheit soll bleiben. Das Kind will in einer ver-lässlichen Umgebung mit verlässlichen Erwachsenen und Kindern Wurzeln fassen dürfen, um weiterwachsen zu kön-nen. Dieser Wunsch ist aber begleitet von der großen Angst vor Trennung, der Angst, verlassen zu werden, verloren zu gehen, kein Bleiberecht zu haben, weil niemand für einen bürgt, wie Ilse Aichinger in ihrem Buch *Die größere Hoff-nung* sagt.

Nach traumatischen Erschütterungen geht die Saat der Katastrophenangst auf, denn was einmal geschehen ist, hat die Neigung, sich in Angstszenarien zu wiederholen. Der gute Mutterboden könnte doch wieder zusammenbrechen. Aber der Traum des Mädchens malt eine Gegenwelt. Nada betont, wie brav und lernwillig alle Kinder sind, alle hören zu und arbeiten gut. Auch das gehört zur Geste der Verlas-senheit: Sich einpassen, anpassen, überanpassen, um allen Anforderungen zu genügen, Zustimmung zu finden, sich ok und akzeptiert zu fühlen, zuvorkommend sein zu jedem, um Abweisung und Trennung zu verhindern. Der Prozess der Auseinandersetzung mit dem Krieg verläuft dynamisch und sehr ambivalent. Kaum zeigt sich eine gewisse Entlas-

tung in einem entspannten Traumgeschehen, konfrontiert
bereits der nächste Traum erneut mit dem Schrecklichen:
»Ich habe geträumt, wir haben Weihnachten gefeiert und
wir haben Schneeballen geschmissen, und der Berg ist eingebrochen, da war ein Erdbeben.«

Ein kurzer Traum, der die Gegensätzlichkeit von Nadas
Welterleben verdeutlicht. In die Freude und Harmonie von
Weihnachten bricht erneut ganz plötzlich eine übermäch-
tige Gewalt ein – ausgerechnet an Weihnachten, dem Fest
der Familie, der Liebe und Hoffnung, das die Zusage des
guten und verlässlichen Friedens auf Erden verkündet.
Schnee und winterliche Kälte weisen auf erkaltete Emotionen hin, auch wenn Schneebälle durch die Luft fliegen. Das
Mädchen ist am Ball, sie hat Berührung mit einem Geschehen,
das ihre Welt ins Wanken brachte. Plötzlich bebt die
Erde, eine Katastrophe bricht aus, gegen die sich niemand
wehren kann. Sogar ein Berg bricht ein. Der Berg als Symbol mütterlichen Schutzes ist verschwunden. Was fest und
sicher war seit Anbeginn der Welt, ist einfach weg und er-
schüttert die Grundfesten kindlichen Lebens.

Wie erlebt das Mädchen einen solchen Traum? Sie be-
nennt keine eindeutig negativen Gefühle. Eher gibt sie eine
vage Auskunft und meint: »Der Traum war ein bisschen gut,
aber auch ein bisschen schlecht.« Danach erzählt sie von
einem Erdbeben in einem Film, den sie mit ihrer Mutter angesehen hatte. Im Film waren alle Leute weggerannt.

Bei aller Dramatik der Träume wirkt das Mädchen dennoch nicht wie am Boden zerstört. Als sie den nächsten
Traum erzählt, strahlt sie Kraft aus. Die Wüste hat sie hinter
sich gelassen, gelangt zwar nicht in das Reich des Zauberers
von Oz, doch klettert sie auf einem Riesenbaum bis hinauf
in den Himmel. Auch dies ist ein häufiges Motiv aus Märchen und verweist auf einen wichtigen Reifungsschritt wie

bei *Hans und die Bohnenranke*. Der Junge klettert in den Himmel, überwindet Gefahren und gelangt zu einer neuen Stufe seiner Entwicklung.

»Wir haben im Traum einen Riesenbaum gefunden, bis in den Himmel rauf. Ich bin zuerst hochgeklettert, weil ich ihn zuerst gefunden habe, dann erst alle anderen. Und da war ein Riese und ganz viele Riesensachen, die man nur im Traum hat. Wir waren dann im Himmel, da war ein Riesenhaus und ein Riesenmädchen, und die weinte, weil sie nie ein Tier bekommen hat zum Spielen. Jetzt hat sie uns gefüttert. Als wir groß waren wie sie, da haben wir uns alle gefreut, weil das Mädchen uns gerettet hat. Da war nämlich ein Riesenwolf, der hat ihrem Vater gehört.«

Hatte das Mädchen in der Wüste mit Bedeutungslosigkeit und Einsamkeit zu kämpfen, wendet sich nun das Blatt. Im Zentrum steht ein Riesenmädchen, das sich Spielkameraden wünscht – das erinnert an das Gedicht vom Riesenspielzeug – und gleichzeitig die Kinder füttert, bis sie alle riesengroß sind und sich deshalb nicht mehr vor dem Riesenwolf fürchten müssen. Das Riesenmädchen verkörpert gute, mütterlich-nährende Kraft: genau das, was ein Kriegskind braucht, um weiterwachsen zu können.

Im Traum drückt sich die Angst in der Gestalt des Vaters aus, dem ein Riesenwolf gehört, ein hungriges Untier, das Kinder verschlingt wie die sieben Geißlein. Zum ersten Mal ist von einer Vaterfigur die Rede, der nicht zu trauen ist. Ob ein verlässliches Vaterbild in Kriegszeiten überleben kann? Welche Elternbilder entwickeln Kinder, die den Krieg erfahren? Für Nada ist es wichtig, dass oben im Wolkenreich andere Verhältnisse herrschen als auf der Erde, dass dort die Gesetze des Krieges keine Gültigkeit haben.

Das Mädchen ist dabei, zu wachsen und die frühe Verletzung durch den Krieg zu überwinden. Im einsamen Riesenmädchen hat sie ein Spiegelbild ihrer eigenen Situation des isoliert lebenden Migrantenkindes gefunden. Im Traum gibt es genug Spielkameraden, die mit in die obere Welt klettern. So können sich gute, vitalisierende Gegenkräfte entfalten.

Das Hin und Her gegensätzlicher Träume geht weiter. Bereits im nächsten Traum muss sich das Mädchen erneut mit der Trauer und dem Verlust der Heimat auseinandersetzen. Sie hat Fotos aus der alten Heimat mitgebracht: »Ich hab geträumt, dass alle noch gelebt haben, die gestorben sind, meine Oma und Opa und mein zweiter Opa, und ich hab mich so gefreut. Dann hab ich denen mein deutsches Land gezeigt und was es alles gibt. Und ich lerne denen deutsch. Die haben sich gefreut, bei uns zu wohnen. Aber schlimm ist, wir haben keinen Platz, dass sie bei uns schlafen können.«

»Weil eure Wohnung zu klein ist.«

Nada: »Ja, wir haben dann Matratzen gekauft, und sie haben schön geschlafen.«

»Im Traum waren alle da, alle.«

Nada: »Ja, und meine zwei Hunde aus Bosnien waren auch da. Die mussten wir wegschicken, weil die Bomben auf sie fallen.«

»Wie sind deine Großeltern gestorben?«

Nada: »Die Mama von meiner Mama hatte Wasser im Bauch, und wo meine Mama überlebt hatte, hatte sie einen Garten zum Essen und Hühner.«

»Deine Mama hat überlebt.«

Nada: »Sie ist einfach weggerannt in ein Haus, wo es Garten, Eier und Hühner gibt.«

»Auf dem Foto, das du mitgebracht hast, warst du ein kleines Baby. Aber jetzt bist du so groß, dass du allen im Traum das deutsche Land zeigen kannst. Und dass die alle sehen können, wie groß du bist, wie gut du deutsch kannst. Das ist ein schöner Traum.«

Die Übergänge zwischen der Welt ihrer Träume und ihrer Fantasie sind bei Kindern sehr fließend. Deshalb kann sich ein Albtraum beim Erzählen auch ganz schnell verändern. Das Gefährliche und Dunkle in Nadas ambivalenter Traumwelt wandelt sich. Wo bisher Ohnmacht und Überwältigung dominierten, wo ein einsames und verlassenes Mädchen nach der Mama rief, steht nun ein Mädchen im Zentrum, das mit feinem Gespür die kommende Gefahr wittert: »Wir waren alle in der Schule. Als es Zeit zum Essen war, hab ich gehört, wie etwas auseinanderbrach, und dann war ein Erdbeben, dass die ganze Schule kaputt gegangen ist. Wir sind ins Krankenhaus, das war voll, aber wir haben noch Platz gekriegt, und als wir gesund waren, haben wir alle ein Fest gefeiert, ein Riesenfest.«

Wieder ist die Institution Schule der Halt und Schutz gebende Rahmen für das Kind. Was ist aber, wenn auch dort ein Erdbeben ausbricht? Auf die allgegenwärtige Angst gibt der Traum eine Antwort: Diesmal ist das Kind vorgewarnt. Es nimmt den Riss in der Wand wahr, es weiß also um seine große Verletzung. Es ist der Gefahr aber nicht mehr allein ausgeliefert, denn das Erdbeben betrifft alle Kinder. Das ist ein großer Unterschied. Diesmal landet das Mädchen nicht in der Wüste, sondern gemeinsam mit allen anderen Kindern im Krankenhaus, wo sie gerade noch einen Platz bekommen und gesund werden können. Dass am Ende ein Riesenfest gefeiert wird, liegt in der Logik des Traums.

Nur ungern verlasse ich den Bereich der Träume. Der Austausch mit dem Kind aus Bosnien hat mich belebt, hat gut getan und mir Einsichten geschenkt, die dem Kriegskind, das ich war, genauere Konturen gibt. Es stimmt also nicht, wenn die Erwachsenen während des Krieges und danach gesagt hatten, da sei nichts gewesen, was uns geschadet hätte. In guter Absicht hatten sie die Kinder belogen, um sie zu schützen, doch die Kinder, auch die kleinen, haben alles auf ihre Weise miterlebt. Wenn selbst bei einem Kriegsbaby sich nach Jahren im Traum das Erleben des Krieges re-inszeniert, ist das ein deutlicher Beweis dafür, dass die Geschehnisse Bestandteil der sich entwickelnden Persönlichkeit des Kindes bleiben.

Was hätte ich eigentlich erzählt, wenn mich in der Nachkriegszeit jemand gefragt hätte? Die Frage ist müßig, denn ich muss akzeptieren, dass es eine Zeit des Erlebens gab, dass heute jedoch die Zeit des Erinnerns und Nachdenkens ist: eine Zeit, welche die Wunden bloßlegt, damit sie heilen können.

Ich weiß, dass es weitergehen muss, obwohl ich mich dabei ertappe, den Zeigefinger vor den Mund zu halten. Ob die Worte nicht über die Lippen sollen? Oder ob es vielleicht besser wäre, still zu sein, an die belastenden Dinge nicht zu rühren? Mit dem Finger vor dem Mund hatte früher im Kindergarten Schwester Babette darauf hingewiesen, dass nun die Lippen aller Kinder verschlossen sein müssen – und schon wurde es mucksmäuschenstill im Raum.

Mit dem nächsten Kapitel gelange ich an Orte, die für die Zivilbevölkerung zum Inbegriff großen Leidens geworden sind: Luftschutzkeller, Flucht, Evakuierung; Durchgangsstationen des Elends, die der Krieg geschaffen hatte. Die Erinnerungen sind unauslöschlich und gehören zu den Urbildern, die der Krieg immer wieder neu inszeniert: Mütter mit Kindern vor den Ruinen einer Stadt, Menschen mit ihren Habseligkeiten auf der Flucht und Suche nach neuer Heimat – Momentaufnahmen einer Zeit, die aus dem Takt gekommen ist.

4 Im Keller war es duster

So leicht ist es gar nicht, ein Kind aus dem Chaos des Krieges herauszulösen, um sein Erleben in den Blick zu bekommen, denn es hielt sich an Orten auf, wo es von anderen Menschen umgeben war. Eingefügt in gewollte oder zufällige Gruppierungen wurde es hingesetzt neben die Mutter, die Geschwister, wildfremde Menschen oder die Nachbarn, doch der Vater war nie dabei. Wie schnell ging da ein Kind unter, wie leicht wurde es trotz der vielen Menschen übersehen – es saß im Keller und war doch irgendwie verloren gegangen.

Davon spricht eine Frau, die heute den Eindruck hat, dass die Haut über der Wunde ihrer frühen Verletzungen aus dem Krieg äußerst durchlässig ist für Gefühle der Desorientierung. »Das muss mit dem Dunkel zusammenhängen«, meint sie. »Das Dunkel der Nacht! Die Fenster waren immer verdunkelt, denn ein Lichtstrahl hätte ein Ziel für die Flugzeuge mit ihrer tödlichen Ladung sein können. Als Kinder wussten wir alle Einzelheiten des Luftkampfes, der sich in der Nacht am Himmel abspielte. Wir hockten im dunklen Keller – in den geht doch kein Kind freiwillig rein. In meiner Erinnerung gibt es eigentlich keine Bilder aus dem Keller, die sind offensichtlich alle schwarz übermalt.«

Vielleicht liegt über mancher Erfahrung an diesem Ort ein dunkler Schleier des Vergessens. Meine Fantasie malt ein

Bild tödlicher Gewalt. Brandbomben fallen vom Himmel, der Phosphor vernichtet Kinder und Erwachsene. Häuser stürzen zusammen, eine Feuerwalze treibt durch den Ort. Durch dieses brennende Land bewegt sich eine weibliche Gestalt, eine gute Fee; sie legt einen schützenden Schleier über die Todesangst von Müttern und Kindern, der die Ereignisse abtrennt von Gefühlen, die nicht auszuhalten sind. Nur so konnten die Kinder weiterwachsen. Wenn die Natur mit Kindern so verfährt, wird die zerstörerische Gewalt des Erlebten bis zu einem bestimmten Verfallsdatum tiefgefroren oder eingekapselt. Offensichtlich erleben die ehemaligen Kriegskinder, dass ihr altes Überlebensmuster nicht mehr passt. Die Kapsel hat sich geöffnet, das Eis ist geschmolzen, die Gefühle drängen ins Bewusstsein.

Die Angst vor dem Dunkel

»Im Keller ist es duster, da wohnt der alte Schuster. Da brennt kein Licht, da brennt kein Licht, da scheint die liebe Sonne nicht.« Mit diesem Lied spielten sich Kinder nach dem Krieg die Angst aus dem Leib. Auch zu Friedenszeiten geht kein Kind gerne in den Keller. Dort riecht es muffig, es ist dunkel, und von der Decke hängen Spinnennetze. Der Weg alleine in den Keller ist für jedes Kind eine Mutprobe, und das Lied vom Schuster hilft dabei. Der einfache Kinderreim stammt aus der Zeit, als die Schuster ihre Werkstätten im Keller hatten. Dadurch wurde der Mann aus dem Untergeschoss der Angst zur Kinderschreck-Figur und rückte in die Nähe des Kinderfängers, Kinderfressers oder des Nachtkrabbs.

Das Dunkel löst Angst aus. Die kindliche Fantasie gibt der Angst ein Gesicht und malt sie in Form von Gespenstern, Geistern, Menschenfressern oder Hexen an die Wand.

Wenn es dem Kind zu viel wird, schützt es sich auf seine Weise und greift zu seiner großen Geheimwaffe, der Fantasie. Mit ihrer Hilfe erschafft es sich Inseln und überspringt die Realität, die dennoch Spuren hinterlässt. Die Umdeutung der damaligen Realität kann dazu führen, dass Erinnerungen entstehen konnten, die heute revidiert werden müssen. Erst durch Erzählungen von älteren Kriegskindern hat sich mein falsches Bild vom Luftschutzkeller verändert. Davor hatte ich gemeint, die allgegenwärtige Angst habe die Menschen dort verstummen lassen. Aber Keller waren keine Orte des kollektiven Schweigens, im Gegenteil: Da wurde geweint, geschrieen, gebrüllt, geschluchzt – nicht nur von Kindern, doch deren Geplärre und Heulen zerrte besonders an den Nerven der Erwachsenen. Wenn der Staub von der Decke fällt, die Erde bebt, der Kellerboden wackelt, Erwachsene und Kinder schreien, dann brach Panik aus. Davon erzählt ein Mann: »Ich war ja schon zwölf, als bei uns die Luftangriffe begannen und wir in den Keller mussten. Das hab ich alles gut gespeichert, vor allem den Tag, an dem es am schlimmsten war. Da saß ich mit meiner Mutter unter der Erde. Es waren noch andere Frauen mit Kindern und ein paar alte Männer dabei, die hatten vom Ersten Weltkrieg erzählt, von den Schützengräben und so. Als dann die Bomben krachten, fingen die Frauen zu weinen und zu schreien an. Die haben um ihr Leben geschrieen, auch meine Mutter, das war furchtbar. Ich hab mich ganz klein gemacht und war starr vor Angst. Dann sind die alten Männer aufgestanden und haben den Frauen auf den Mund gehauen, so richtig voll eine drauf mit der flachen Hand. Als ein Mann meine Mutter schlug, blieb mir die Spucke weg. Dann war es plötzlich mucksmäuschenstill. Die Frauen hatten keine Panik mehr. Es war schrecklich, aber es war richtig, der Situation angemessen. Wahrscheinlich hatten die das öfter im Schützengraben mit ausgerasteten Kameraden so gemacht.«

Die Ausnahmesituation bei Luftangriffen führt zu unüblichen Reaktionen. Mit Gewalt wird zur Räson gebracht, wer in den Teufelskreis der Panik geraten ist. Wie oft sind Menschen kopflos auf die Straße gerannt und umgekommen. Für den Jungen im Keller war die Mutter, die wie eine Furie schrie, nicht mehr berechenbar. Sie wurde ihm fremd. Er hat sich geschämt, weil sie so anders geworden war. Schuldig hat er sich auch gefühlt, weil sie geschlagen wurde und er ihr nicht geholfen hat. Über diesem Ereignis lag viele Jahrzehnte lang der Schleier des Vergessens. Nie hatte die Mutter davon gesprochen, wie demütigend und verletzend die Schläge der alten Männer für sie waren und dass die Scham darüber wie Feuer brannte. Erst nach ihrem Tod kam im Gespräch mit einem Nachbarskind, das damals im selben Bunker gesessen hatte, das Erlebte ans Licht.

Nachts kamen die Flieger

Bei einem unangekündigten Probe-Alarm mit Sirenengeheul hatte ich vor einigen Jahren mit einer Gruppe Kinder das Gebäude verlassen müssen. Es war nicht leicht, die aufgeschreckten Kinder zusammenzuhalten. Danach brauchte es viel Zeit und Geduld, um ihnen Gelegenheit zum Gespräch zu geben. Viele Mädchen und Jungen hatten Mühe zu begreifen, dass die Katastrophe nur simuliert war. In ihren vor Angst geweiteten Augen drückte sich ein großes Erschrecken aus. Manchen Kindern liefen Tränen übers Gesicht, während andere bereits dabei waren, sich durch Erzählen von Witzen Luft zu schaffen. Wenn Kinder bei einem Probe-Alarm schon so emotional reagieren, wie muss da erst der Ernstfall ausgesehen haben?

Kinder werden ins Bett gebracht. Vorhänge und Verdunkelung machen den Raum zappenduster. Welches Kind fürchtet sich nicht vor dem Dunkel und den schwarzen Männern, die aus ihren Verstecken kommen? Eine Frau erinnert sich noch sehr genau: »Das Hinterhältige für uns Kinder war doch, dass wir im Bett lagen, das Abendgebet gesprochen hatten, wie das damals üblich war, dafür beteten, dass heute keine Flieger kommen sollen. Wir waren grad so beim Einschlafen, da geht die Sirene los. Nachts heult die noch viel schlimmer als am Tage. Dann musste alles ganz schnell gehen. Manchmal wackelte schon das Haus. Meine Mutter nahm mich und meine Schwester einfach im Nachthemd an die Hand, und wir sausten die Treppen in den Keller runter. Wir hatten es ja gut, wir konnten im Haus bleiben und kannten alle. Selbst nach so vielen Jahren wird es mir eng ums Herz beim Erzählen. Da war die Hölle los!«

Eine andere Frau erinnert sich an das Kind, das sie war. Die Angst vor den Luftangriffen schärfte ihre Ohren, denn sie hörte schon die Flugzeuge, auch wenn sie noch nicht zu sehen waren, und nahm ihre Puppe mit dem Puppenkoffer, dann ging es mit dem Bruder und der Mutter in den Keller. Rückblickend wird ihr bewusst, dass es die Puppe war, die ihr Halt und Trost gegeben hatte. Das Ritual des immer gleichen Ablaufs minderte die Angst und den Schrecken vor den Bomben. Mit der Puppe in der Hand und dem Köfferchen unterm Arm war sie geschützt. Später, als der Krieg zu Ende war, saß das Kind weiterhin tagelang auf der Kellertreppe und bewegte sich nicht von der Stelle. War der Keller zum Ort des Schutzes geworden? Oder traute das Kind dem Frieden nicht? Wer konnte wissen, ob es nicht vielleicht doch noch einen Fliegerangriff gab und nur vergessen wurde, die Sirene anzuschalten?

Im Laufe des Krieges intensivierten die Alliierten ihre Angriffe aus der Luft. Nachts kamen die Engländer, tagsüber die Amerikaner. Der Keller wurde mehr als ein Zufluchtsort für kurze Stunden. In der Wohnung oben wurde alles bereitgestellt, was für das unterirdische Leben wichtig war. Und wenn die Sirenen anfingen zu heulen, hieß es: Nichts wie in den Keller, nichts wie unter die Erde! Dort war es meist dunkel, Kerzenlicht oder eine Karbidlampe warfen gespenstische Schatten. Eng zusammengedrängt auf Bänken, auf Kisten, auf dem Boden, sitzen Erwachsene und Kinder, haben Todesangst. Bomben explodieren, die Wände beben. Ob sie der Erschütterung standhalten können? Mörtelstaub fällt von der Decke, kleine Steinbrocken lösen sich, das Atmen fällt schwer. Staub dringt in Mund und Nase. Kinder fangen an zu husten und zu weinen. Sie schreien, weil sie nicht genug Luft bekommen, haben Angst zu ersticken. Ein Mann erzählt: »Heute kann ich ermessen, wie groß meine Angst im Keller war. Die Hitze nahm mir die Luft zum Atmen. Ich schaute angstvoll nach den Kerzen, denn wenn die ausgingen, fing dieser furchtbare Druck in den Ohren und auf der Brust an. Die Angst zu ersticken, die kenn ich bis heute.«

Der zweite Teil des Dramas Fliegerangriff beginnt: über die mit Schutt bedeckte Kellertreppe den Weg nach oben finden mit der bangen Frage im Herzen, wie es dort wohl sein wird. Ein Mann erzählt: »Ich weiß nicht, was schlimmer war, der Aufenthalt im Keller oder das, was danach kam. Meine Mutter hatte meine Schwester auf dem Arm, mich und meinen Bruder neben sich an der Hand. Wir mussten versprechen, sie nicht loszulassen. Dann waren wir oben. Aber das war nicht mehr unsere Straße, da war alles kaputt, heiß, und es brannte. Auch unser Haus war nicht verschont geblieben. Wenn ich daran denke, zittern mir noch heute die Knie.«

Mit den Bomben kam das Feuer. Es setzte Dächer in Brand und fraß sich gierig durch die Häuser. So ein Feuer hatte es noch bei keinem Krieg gegeben, denn die Phosphorbomben nährten eine Feuersbrunst, die Hunger auf alles hatte und fraß, was ihr in den Weg kam. Das Schlimmste war die Gewalt des Feuersturms, der Menschen an sich riss und sie nicht mehr losließ. Im Gespräch mit Kriegskindern ist häufig die Rede von Familienangehörigen, die auf eine bisher nicht gekannte Weise im Feuer umkamen. Dabei taucht immer wieder derselbe Satz auf: »Da ist einer ins Feuer gegangen.« Augenzeugen berichten von diesem unheimlichen Phänomen: Plötzlich geht ein Mensch direkt auf die lodernde Feuerwand zu und verschwindet. Kein Zuruf kann ihn zurückhalten, keiner eilt ihm zur Hilfe, weil alle um die zerstörerische Anziehungskraft des Feuers wissen.

»Die Stadt brannte,« erzählt ein Mann, »und ich hatte nur einen Gedanken: Ich will meinen Hund. Ich heulte und rief nach ihm. Doch es war ja alles so sinnlos. Meine Mutter suchte mit uns Kindern im Keller einer Schule Schutz. Dort war alles überfüllt. Eine Frau rannte herum mit brennendem Pelzkragen, da habe ich losgelacht, weil ich das so lustig fand, doch ein Mann gab mir eine Ohrfeige und erstickte das Feuer. Dann gingen wir wieder raus. Dort wütete das Feuer immer noch weiter. Ich wollte nicht mehr weiter, aber meine Mutter hat uns einfach weitergezogen. Nicht stehenbleiben, sagte sie immer wieder, wir müssen hier raus. Ich musste über Tote steigen, die waren ganz klein zusammengeschrumpft von den Phosphorbomben. Noch nie hatte ich tote Menschen gesehen. Keiner von uns Kindern hat ein Wort gesprochen. Das wird uns heute ja oft zum Vorwurf gemacht. Wer das sagt, weiß nicht, wie das in der Hölle ist. Dafür gibt es keine Sprache. Da bleibt nur das Verstummen.

Wie wir den Weg durch die brennende Stadt und aus ihr heraus gefunden haben, ist mir bis heute ein Rätsel. Meine Mutter hat auch später nur wenig darüber gesprochen. Wir waren ja Flüchtlinge aus dem Osten. In der Stadt kreuzten sich die Wege der Trecks, und am Tag gingen die Luftangriffe weiter. Ich konnte die Gesichter der Piloten in den Tiefffliegern sehen. Eigentlich hatten wir keine Chance. Tausende Menschen kamen in der Stadt um. Das Schicksal hat es aber gut mit uns gemeint. Wir überlebten, fanden auf einem Dorf einen Unterschlupf im Heu. Dort waren auch andere Ausgebombte, die hatten auch Kinder, und wir spielten *Himmel und Hölle*, wie Kinder das halt so tun. Meine Mutter wollte raus aus dieser Gegend, wir marschierten deshalb bis nach Bayern zu ihren Verwandten. Seit dieser Zeit hab ich keinen Spaß mehr am Silvester-Feuerwerk.«

Auch bei Menschen, die nicht ›durchs Feuer‹ gehen mussten, hat der Brand seine Spuren hinterlassen. Selbst aus der Distanz vieler Kilometer sind bildhafte Eindrücke eingebrannt. Eine Frau erzählt: »Ich krieg jetzt noch Gänsehaut, wenn ich darüber spreche. Die Angst in der Nacht war halt immer da. Wenn Karlsruhe bombardiert wurde, hat bei uns das Haus gewackelt. Da wusste ich, jetzt sind die Flieger dort, aber sie hätten jederzeit auch zu uns kommen können. Als in Pforzheim die schlimmen Bombennächte waren, war der Himmel rot, dunkelrot. Wir haben nichts anderes gesehen als nur rot. Das war das Schlimmste, was wir erlebt hatten. Viele Leute hatten Verwandte in Pforzheim, und in den nächsten Tagen sind die alle nach Pforzheim gelaufen, wollten nach ihren Verwandten schauen, haben aber nur noch Leichen im Keller gefunden. Geschrumpfte Leichen, weil Phosphor in den Bomben war.«

Was löste das bei Kindern aus?

Die Untersuchungen von Anna Freud an den Hampstead Nurseries in London beziehen sich auf Kinder, die für einige Zeit ins Heim kamen, weil sie infolge der deutschen Luftangriffe starke gesundheitliche Beeinträchtigungen zeigten. Auch wenn jedes Kind seine ganz eigene Kriegsgeschichte hat, sind die Erkenntnisse über die Leiden der Kinder übertragbar auf alle Kinder, die dem Krieg ausgesetzt sind.

In London gilt der Beginn des *Blitz* am 7. Oktober 1940 als *Black Saturday*. Ein Mann erzählt: »Alles war Chaos. Das Feuer war wie ein lebendes Monster, das sich mit unersättlichem Appetit vorwärts fraß. Ich war mit meiner Mutter und meinen Geschwistern auf den Treppenstufen zur U-Bahn. Überall waren Menschen. Dennoch hatte ich ein Gefühl großer Einsamkeit, fühlte mich abgeschnitten vom Leben. Die meisten Kinder waren eingeschlafen. Ich saß auf der Treppe und zählte die Explosionen. Das half gegen die furchtbare Einsamkeit.«

Kinder leiden unter dem Schock von Fliegerangriffen, unter den in Luftschutzkellern und Bunkern verbrachten Nächten. Sie reagieren mit Schlafstörungen, Nervosität und Angst. Sie leiden unter der Trennung von ihrer gewohnten Umgebung und von Spielkameraden, die beim Angriff umgekommen sind. Doch Kinder sind nicht über einen Kamm zu scheren, viele Beobachtungen sind widersprüchlich. Es ist äußerst schwierig abzuschätzen, was Kindern wirklich geschadet hat. Es gibt Kinder, die mit Krankheitssymptomen auf Luftangriffe und Kelleraufenthalte reagieren, und es gibt die Gruppe derer, die keinerlei Auffälligkeiten zeigen. Beide Gruppen sind Kriegskinder, die Fliegerangriffen ausgesetzt waren, die die Zerstörung ihrer Häuser erlebt und wochenlang jede Nacht unter der Erde verbracht haben und deren Väter im Krieg waren. Wie kommt es zu solch großen Unterschieden? Auf diese Frage möchte ich in einem späteren Kapitel mit den Erkenntnissen der Resilienzforschung eine Antwort geben.

Bereits ab dem Alter von zwei Jahren verstehen Kinder, was *Fliegerangriff* bedeutet. Sie unterscheiden Flugzeuge nach dem Gehör und wissen, dass Bomben Häuser zum Einsturz bringen und Menschen verschüttet oder getötet werden. Widersprüchlich in seiner Sprunghaftigkeit wirkt ein Kind, das einer so großen Gefahr wie einem Luftangriff ausgesetzt ist, denn es kann in Minutenschnelle von einer Angstreaktion wie Heulen und Jammern umwechseln in ein befreites Spiel. Die tatsächliche Gefahr kann es verdrängen oder verleugnen, sodass es dann einigermaßen störungsfrei in der Welt seiner Fantasie lebt.

Wie Kinder die extremen Ereignisse des Krieges bewerten, hängt in erster Linie von der Beziehung zur Mutter ab. Mit Mama an der Seite verliert das Erlebte offensichtlich seine Außergewöhnlichkeit. Die Kinder ordnen es in ihrem Weltbild ein in den Bereich der Unfälle oder Zufälle, die sie bereits kennen. Mit der vertrauten Mutter funktioniert das gewohnte Bindungssystem und gibt Sicherheit. Deshalb kann ein Kind bereits im Keller oder unmittelbar nach einem furchtbaren Angriff mit seiner Puppe oder anderen Spielsachen sein Spiel dort fortführen, wo es durch die Sirene unterbrochen worden war. Wenn von manchen Kindern gesagt wird, sie seien Überlebenskünstler, dann ist damit diese Aufrechterhaltung ihrer Normalität gemeint. Von Erwachsenen wird diese Eigenschaft oft falsch interpretiert, denn sie sind der Meinung, dieses Verhalten sei der Beweis dafür, dass die Kinder den Ernst der Situation nicht begreifen würden.

Anders ist es, wenn die seelischen Austauschprozesse unterbrochen werden, weil die Mutter plötzlich verschwunden ist oder in Gefahr gerät. Dann ist die gewohnte Verankerung nicht mehr gewährleistet, und das Kind verliert seinen Halt. Am verletzlichsten sind kleine Kinder, die nicht nur die Angstreaktionen der Mutter, sondern auch die der Umgebung teilen. Sie nehmen auf, was in der Luft liegt. Deshalb ist die Frage »Ist das wirklich passiert, oder hab ich mir das in meiner Angst nur eingebildet?« müßig. Entscheidend ist der emotionale Niederschlag eines Ereignisses. Eine vor Angst zitternde Mutter, ein Keller voller Menschen in Todesangst – das trifft Kinder an ihrer empfindlichsten Stelle, an ihrer großen emotionalen Sensibilität. Von daher gesehen muss die nach dem Krieg oft als herzlos angeprangerte eiserne Haltung und ›preußische‹ Disziplin vieler Mütter neu bewertet werden.

Eine weitere kindliche Eigentümlichkeit führt auch heute noch Erwachsene häufig zu Fehlurteilen: In belastenden Situationen sind Kinder nicht sofort fähig, sich verbal darüber zu äußern. Allzu schnell folgern Erwachsene daraus, dies sei der beste Beweis dafür, dass sie nichts mitbekommen hätten. Doch das Schweigen der Kinder dient dem Schutz vor überwältigenden Emotionen. Erst wenn diese anderweitig verarbeitet sind, kann die Sprache fließen.

Was half den Kindern?

In manchen Erzählungen ehemaliger Kriegskinder blitzt etwas auf von der Solidargemeinschaft im Luftschutzkeller. Das ist vor allem dort der Fall, wo dieselbe Gruppe von Menschen sich zusammenfindet und neben allem Schmerz auch der Humor – vor allem der Galgenhumor – nicht zu kurz gekommen ist. Oft sind es die Älteren, Omas und Opas, vertraute Nachbarn, die offen sind für die Bedürfnisse der Kinder und Nähe und Zuspruch geben. Fingerspiele und Auszählreime im Bombenhagel, das gab es!

Wenn Kinder in der Schule von Luftangriffen überrascht wurden, gingen die Klassen gemeinsam in die Schutzräume. Manchmal wurden ihnen zur Beruhigung und Ablenkung Geschichten vorgelesen. Manche Luftschutzkeller hatten sogar ein Kasperle-Theater. Der Krieg zwischen Israel und dem Libanon 2006 gab den Blick in israelische Bunker frei. Das kriegserfahrene Land setzte dort pädagogische Fachkräfte ein, um den Kindern beizustehen. Dennoch bleibt ein schaler Beigeschmack.

Den deutschen Kindern wurden Märchen und Geschichten erzählt. Das tat allen gut, denn die zerstörerischen Kräfte werden dort nicht geleugnet. Die Auseinandersetzung mit dem Destruktiven gehört zum Lebensweg der Märchenhelden: in Not und extremen Gefahren Hilfe erfahren, auf hilfreiche Begleiter stoßen, aus dem Dunkel wieder ans Licht finden, den Feinden nicht zum Opfer fallen, für Mühen und Entbehrungen belohnt werden und sich wie der Dummling seiner Schwächen und Ängste nicht schämen müssen. Selbst an der Front wurden den Soldaten Märchen erzählt. Elsa von Kamphövener, die große Erzählerin, hieß dort *Kamerad Märchen*.

Märchen geben der Angst ein Gesicht, packen sie ein in kindgemäße Geschichten und lassen die Zuhörer teilhaben an der Kraft ihrer Symbole. Mein Lieblingsmärchen war *Der Wolf und die sieben Geißlein*. Im Bild des gefräßigen Wolfs drückte sich die Angst aus, die ich beim Einmarsch der Marokkaner am Ende des Krieges erlebt hatte, wo eine alles verschlingende Gewalt in den Keller eingebrochen war. In der Gestalt des kleinsten Geißleins hatte ich meine Identifikationsfigur gefunden. Es wurde nicht gefressen, weil es so klug war, sich im Uhrenkasten zu verstecken, von wo aus es alles miterlebte. Das Geißenkind wurde dadurch zum Zeugen und spielt dieselbe Rolle wie das Kriegskind. Beide müssen abwarten, bis die Mutter zurückkehrt und die Zeit gekommen ist, in der man sich wieder ohne Angst ins Freie wagen kann. Auch das Kriegskind ist auf eine mütterlich-nährende Haltung angewiesen, damit es endlich reden kann. Heute ist der Aufenthalt im Uhrenkasten vorbei, und die alten Ängste aus dem Keller verwandeln sich. Im Bild der sieben Geißlein, die sich über den Brunnenrand beugen, drückt sich diese Veränderung aus. Bisher verhinderte das Trauma die Spiegelung, doch nun sehen sich die ehemaligen Kriegskinder im klaren Wasser des Brunnens und singen alle erleichtert: »Der Wolf ist tot, der Wolf ist tot, vorüber ist nun alle Not!«

Bei manchen ehemaligen Kriegskindern stößt ein Märchen erzählender Kellerinsasse auf Skepsis, ebenso wie die in großer Not gesprochenen Gebete. Ob sich das Grauenhafte tiefer in die Erinnerung eingegraben hat als das Tröstende? Oder trauen sich nur wenige, das Gute auch im Bösen zu akzeptieren? Ein alter Kriegsteilnehmer hatte keine Scheu, mit mir über diese subtilen Erfahrungen zu sprechen. »Ich war oft an sehr gefährlichen Frontabschnitten eingesetzt und bin gesund nach Hause gekommen. Man könnte sagen, ich habe einfach Glück gehabt oder das Schicksal hat es gut mit mir gemeint. Für mich gibt es eine ganz einfache Erklärung, die mit meiner Großmutter zusammenhängt. Am Tag, als ich von zu Hause wegfuhr, meinte sie, sie wolle jeden Tag für mich beten. Ihre Gebete waren für mich ein schützendes Dach, gebaut von der Kraft ihrer Worte.«

Wurde im Bunker gebetet? Sicherlich, denn in Extremsituationen fangen auch die zu beten an, die sonst wenig davon halten. Beten ist ein sehr intimer Vorgang zwischen Gott und dem Menschen; darüber zu sprechen fällt meist schwer. Wer betet, tritt für eine Weile aus der realen Welt der

Bedrohung heraus, lässt das Chaos hinter sich und wendet sich einer übergeordneten Macht zu. Ob auch Kinder gebetet haben? In vielen Familien war das Gebet damals etwas Vertrautes, das Kinder von klein auf durch den Tag und die Nacht begleitete. Ein Mann erinnert sich, dass er jahrelang für den Vater im Krieg gebetet hatte, allein, ohne die Mutter, denn das ging nur ihn etwas an. Auf diese Weise konnte er die Beziehung zum fernen Vater aufrechterhalten. Als er am Ende aus der Gefangenschaft nach Hause kam, gab es zwischen ihnen sofort ein Gefühl der Verbundenheit; der Funke war lebendig geblieben.

In meiner Erinnerungs-Fantasie taucht das Bild eines dunklen Luftschutzkellers auf, der vollgestopft ist mit Frauen, Kindern und älteren Menschen. Bombenhagel, Geschützdonner, eine aufgeheizte Atmosphäre der Angst. Psalmworte werden gesprochen, die uralten aus der Bibel, mit denen Generationen von Notleidenden um Beistand und Schutz gefleht hatten. Auch das gehört zu den prägenden Erfahrungen der Kriegskinder.

5 Gewalt gegen Frauen

Das Tabu der Vergewaltigung brechen

Vielfältig und gegensätzlich war die Bedeutung des Luftschutzkellers. In manchen Nächten bot er Schutz vor den tödlichen Bomben, dann wieder spielte sich dort das Drama der Eingesperrten und Verschütteten ab, fanden Menschen im Keller ihr Grab. In den letzten Tagen des Krieges, als die Alliierten Deutschland endgültig besiegten, der letzte Widerstand des Hitler-Regimes zusammenbrach, suchten die Menschen Schutz vor den einmarschierenden Soldaten, saßen im Keller und warteten auf ein ungewisses Los. Groß war die Angst vor dem Kommenden, besonders die Angst der Frauen vor Vergewaltigung. So wurde der Keller auch zu einem Ort, an dem Kinder erleben mussten, wie ihren Müttern Gewalt angetan wurde. Damit öffnet sich eine weiteres dunkles und leidvolles Kapitel der Kriegskindheit.

Ich überschreite eine bisher schützende Grenze und breche ein Tabu, das damals, als die Stunde Null schlug, zum Schutz der Kinder und Erwachsenen errichtet worden war. Widerstreitende Gefühle und Gedanken machen mich unsicher, ob es gut ist, ins dunkle Kellerloch zu schauen, das viele Jahrzehnte hinter dem Schleier der Scham versteckt war. Darf ich das? Das Fragen führt nicht weiter, denn es geht ja gar nicht um die moralische Legitimation meines Tuns, da die Ereignisse mit großer Dringlichkeit ans Licht wollen. Die Sonne bringt es an den Tag und beleuchtet die seelische Dunkelkammer, in der sich abgelagert hatte, was nicht zur Sprache kommen durfte.

Meine Recherchen gleichen an manchen Tagen einem spannenden Detektivspiel, das mit jedem Schritt ins Dunkle den Schleier durchsichtiger macht, sodass sich immer neue Perspektiven auf die Situation von Kindern und ihren Müttern in den letzten Kriegstagen ergeben. Viel Leid kommt unter dem Schleier hervor, mehr als befürchtet. Schlimm waren die Vergewaltigungen. Die Sieger stellten ihre überlegene sexuelle Macht zur Schau und erzwangen die bedingungslose Kapitulation der Frauen. Was später als Tag der Befreiung in die Geschichtsbücher eingehen sollte, verschwieg die Verbrechen an Frauen und Kindern. Warum sollte auch davon die Rede sein? Gab doch das ungeschriebene Kriegsrecht den Siegern einen Freibrief, Häuser und Wohnungen zu plündern, sich zu nehmen, was sie wollten, und Frauen als Freiwild zu erlegen.

Bei Erzählungen bin ich auf dieses unverbriefte Recht gestoßen, wollte nicht glauben, dass es bis heute im Gedächtnis seinen Platz hat und ein Licht wirft auf die Gefährlichkeit der letzten Kriegstage. In einer Dokumentation meiner Heimatstadt finde ich Angaben über die vermeintliche Anzahl der Vergewaltigungen durch die einmarschierenden Marokkaner. Erstaunt war ich auch, dass damals Männer und Frauen es gewagt hatten, durch eine Anzeige bei der Militärverwaltung auf eine Vergewaltigung aufmerksam zu machen. Es wurde also doch nicht alles totgeschwiegen, was den Frauen angetan wurde! Mutige Männer und Frauen hatten sich aufgelehnt gegen das Recht der Sieger auf die Körper der Frauen.

Bei meinem Abstieg die dunkle Kellertreppe hinunter wirkten diese Angaben auch als Impuls, mich der Zeit des Umbruchs anzunähern und mich aus der Distanz der Jahre der Wahrheit zu stellen. Neugierig fing ich an, noch lebende Kellerinsassen von damals zu befragen. Ich hörte die ganz eigene Geschichte jedes Einzelnen, staunte darüber, wie verschieden die Berichte waren, wie jeder sich über die Jahrzehnte seine Version des Geschehens im Keller aufbewahrt hatte. Meine Träume nahmen das Thema auf, zeigten neue Bilder und verstärkten in mir den Eindruck, dass ich dabei war, an ein Geheimnis zu rühren. Natürlich hatte ich Angst, etwas erfahren zu müssen, das mir sehr weh tun würde. Gleichzeitig vertraute ich dem klärenden Prozess.

Nach meinem Traum von der ausgehängten Tür gab es keinen Zweifel: Das vergangene Geschehen war aktiviert. Ich musste akzeptieren, dass die Not des Kindes, das ich war, nach sprachlichem Ausdruck suchte. Der Schrei, der nach innen gegangen, in den Zellen des Körpergedächtnisses gespeichert worden war, wollte nach außen. Doch worauf will mich das Kind hinweisen? Warum ruft es immerzu Nein?

Im Umfeld meiner Herkunftsfamilie wurde nach dem Krieg nur indirekt über Vergewaltigungen gesprochen. Wie kann man kleinen Mädchen erklären, was da geschieht? Manchmal war die Rede von zugezogenen Flüchtlingsfrauen, die auf der Flucht vergewaltigt worden waren, auch von dem Furchtbaren, das den Frauen beim Einmarsch der Russen in Berlin angetan worden war. Es kursierte auch die Geschichte eines jungen Mädchens, das bei einer Vergewaltigung geschwängert wurde und sich durch eine Abtreibung befreien konnte.

Im Rückblick sehe ich, wie die Angst vor Vergewaltigung durch den Ungarn-Aufstand 1956 neue Nahrung bekommen hatte, als die Medien von den Gräueltaten der Russen beim Einmarsch in Budapest berichteten. Damals war ich vierzehn Jahre alt und führte intensive Gespräche mit Gleichaltrigen in meiner Jugendgruppe, in deren Mittelpunkt die brutale Bestie »Mann« stand. Damals war dieses Thema Bestandteil der Sozialisation eines Mädchens, das im Gespräch mit Frauen immer wieder von dieser brutalen Seite der Männer hörte. Junge Mädchen mussten sich in Acht nehmen vor Männern, ihnen war nicht zu trauen. Sicherlich haben die Erfahrungen vieler Frauen und Mütter daran mitgewirkt, dass dieses Furcht einflößende Männerbild an die nächste Generation tradiert wurde. Gleichzeitig wurde dies kompensiert durch eine stark überhöhte Auffassung von der »sauberen« Liebe im Rahmen der Ehe.

Viele vergewaltigte Frauen haben aufgrund ihrer schrecklichen Erfahrungen bewusst oder unbewusst auf eine Ehe verzichtet. Die Prägung durch den Krieg hatte Sexualität zu etwas Gefährlichem gemacht. Die Angst vor Vergewaltigung hat auch heute noch ihren Ort in der Fantasie heranwachsender Mädchen. Es zeigt sich eine erschreckende Parallele zu den realen Erfahrungen von Frauen, die Opfer männlicher Gewalt wurden. Offensichtlich handelt es sich um kollektive Ängste, wenn Männer mit Gewehren Frauen und Kinder bedrohen. In meinem Traum wurde diese Erinnerungsschicht berührt und konfrontierte mich in der Folgezeit mit der Abfolge innerer Bilder, bei denen Männer in Uniform Scheunentore zertreten, Strohhaufen durchstöbern, nach versteckten Frauen suchen und aus Wut, wenn sie keine gefunden haben, Feuer legen.

Die Stunde Null im Keller

Wieder ist es ein Kind, das im Traum auftaucht und mich darauf hinweist, dass noch nicht alles gesagt ist. Es ist kein schönes Kind, denn es sieht verdreckt aus und seine Augen sind verklebt, so dass es nicht richtig sehen kann. Auch mit seinem Mund ist etwas nicht in Ordnung. Er wirkt vermo-

dert. Es hat wohl, so denke ich, noch nicht alles gesagt, noch
nicht alles ausgespuckt.

Männer in Knobelbechern poltern die Kellertreppe herunter, die Tür wird aus der Angel gerissen. Mütter, Kinder, alte Männer und Frauen sitzen starr vor Angst und
wissen, dass jetzt der Augenblick gekommen ist, vor dem
sich alle fürchten, von dem seit Wochen die Rede ist, seit
die Nachrichten von der Grausamkeit und Rachsucht der
Sieger sich mit der vorwärts marschierenden Armee ver-
breiten. Nichts anderes hatte mehr Raum als die Frage:
Wie werden wir den Einmarsch überleben? Wo können
wir uns verstecken, um das Schlimmste zu verhindern?
Frauen und Mütter ziehen alte Kleider an, tun alles, um
von ihrem Körper abzulenken, machen sich hässlich, stin-
kend, abstoßend, schmieren sich Ruß und Dreck ins Gesicht und nehmen die Kinder auf den Schoß. Was erleben
Kinder in diesen Schreckszenarien, wo sie zum Schutz-
schild für Mutters Schoß werden? Wie viele Soldaten haben sich durch den Anblick von kleinen Kindern von ihrem Vorhaben abbringen lassen? Es gibt Geschichten von
Wundern, die sich in dieser Zeit ereignet haben, wenn aus
dem Aggressor ein lächelnder Soldat wurde, der sich einem
Kind zuwandte und von der Mutter abließ. Aber es gibt
auch viele Geschichten, welche die Realität umgedeutet
haben, um überleben zu können. Sind sie deshalb weniger
wichtig?

Junge Mädchen wurden versteckt, verschwanden hinter
dicken Mauern von Briketts und hofften auf Verschonung.
Nicht immer hat es geholfen, denn manche Soldaten wurden vom Geruch der Angst der jungen Mädchen angezogen.
Die schützende Barriere wurde niedergerissen, die Mädchen wurden vergewaltigt und waren auf immer mit dem
Makel der Entehrung und Schande gezeichnet.

Wenn Kinder im frühen Alter Zeuge solcher Gewalt werden, sind ihre Erinnerungen nicht identisch mit den Ereignissen, denn das kindliche Gehirn speichert die Realität nicht dokumentarisch, sondern konstruiert Bilder von dem, was im Kontext des kindlichen Weltverstehens am meisten Angst macht. Konkrete Eindrücke von Gewalt gegen die Mutter erinnern zu müssen, hätte kleine Kinder zerstört. Zum Schutz formt ihre Natur ihnen gemäße Bilder, kreiert gleichsam Deckfiguren des Bösen, die das Unerträgliche erträglich macht.

Soldaten. Schwarze Männer. Sie sind die ersten dunkelhäutigen Männer, die Kinder und Mütter je gesehen haben. Schwarze Männer aus Afrika, denn die französische Heeresleitung schickte bewusst ihre Korps aus Algeriern und Marokkanern, wohl wissend, wie viel zusätzliche Angst der Anblick schwarzer Männer unter den Besiegten auslösen würde. In den Jahren danach spielten wir Kinder tagelang auf der Straße das Spiel ›Wer hat Angst vorm schwarzen Mann?‹ Der schwarze Mann hatte in unserer Biografie seine Spur hinterlassen, denn schon immer diente er den Erwachsenen als bevorzugtes Erziehungsmittel. Sie drohten mit dem schwarzen Mann, um Kinder gehorsam zu machen, und nun stand er leibhaftig im Luftschutzkeller.

Schwarze Männer stürmen die Treppe herab. Sie bedrängen die Frauen. Da hilft weder der Ruß im Gesicht, noch die verunstaltende Verpackung durch Lumpen. Kleider werden zerrissen, Frauen an die Wand gedrängt, auf den Boden geworfen. Schwarze Finger durchwühlen die Taschen der Frauen. Schmuckstücke, Dokumente, Andenken verschwinden in den Taschen der Uniformierten. Der Lauf ihrer Gewehre richtet sich auf die Menschen, ab und zu löst sich ein Schuss, knallt in die Kellerdecke. Eine alte Frau betet: »Mein Gott, mein Gott, warum hast du uns verlassen?«

Noch ein Soldat kommt die Treppe herunter. Von der Straße ist das Gerassel der Panzerketten zu hören. Die Stadt ist wie ausgestorben. Die Einwohner sitzen im Gefängnis ihrer Keller und warten auf ihre Bestrafung.

Und die Kinder, wo sind sie geblieben? Sie liegen auf den alten Matratzen, verstehen nicht, was geschieht, denn es fällt gänzlich aus dem Rahmen dessen, was Mütter und Kinder begreifen können. War bei allem Schrecken in der Zeit der Luftangriffe doch immer auch ein kleines Gefühl von Nähe und Schutz durch die vertraute Gruppe der Nachbarn, die beieinandersaßen, so zerstört der schwarze Mann auch noch den letzen Fetzen an Sicherheit. Ist es da verwunderlich, dass viele Frauen, die vergewaltigt wurden, sich das Leben nahmen? Sterben als letzter verzweifelter Ausweg.

»Mein Gott, mein Gott, warum hast du mich und meine Mutter verlassen?« Vielleicht war es dieser Schrei, der im Hals stecken blieb. Krieg, Bomben, Hunger, Durst, Not konnte ein Kind einigermaßen unbeschadet überstehen, solange die Verbindung zur Mutter bestand. Doch wenn der schwarze Mann über die Mutter herfällt, spürt das Kind, wie die Mutter sich verändert. Es fühlt äußerste Verlassenheit und Bedrohung. Nun lernen beide auch die Scham kennen, die Mutter und Kind aus dem haltenden Rahmen hinaus treibt in eine Gefühlslandschaft der Ausgestoßenen.

Nie hat jemand mit den Kindern darüber gesprochen, dass sie Zeugen des sexuellen Missbrauchs ihrer Mütter waren. Das verdrängte Geschehen trieb sein Unwesen in Ängsten, geisterte durch die sexuelle Fantasie, erzeugte von Zeit zu Zeit die fixe Vorstellung, als Kind irgendwann einmal sexuell missbraucht worden zu sein – Erinnerungsfetzen eines Geschehens beim Einmarsch der Soldaten am Kriegsende; Fetzen, die den Kontext des Geschehens suchten, wieder verschwanden, erneut auftauchten nach einiger

Zeit, bis sich endlich der Sitz im Leben fand. Dann waren es nicht Vater und Onkel, sondern es war der schwarze Mann oder Männer aus der Schar der marodierenden Fremdarbeiter. Was der Mutter geschah, geschah dem Kind.

Das Schweigen der Frauen gehört zu den uralten Mechanismen weiblichen Überlebens im Umgang mit männlicher Gewalt. Nur so war die Scham über die Schändung und tiefe Erniedrigung zu ertragen. Wer das Kapitel der geschändeten Frauen im Zweiten Weltkrieg aufschlägt, liest Berichte von Frauen, denen der Kopf kahl geschoren wurde. Damit ging auch dieses Attribut ihrer Weiblichkeit verloren, und sie mussten sich in der Kaste der Ausgestoßenen zurechtfinden. Viele wussten von der verschwiegenen Schändung. Männer lebten mit dem Makel, eine entehrte Frau neben sich im Bett zu haben. Wie viele Ehen sind daran zerbrochen! Wie viel unausgesprochenes Leid! Wie viel Erfahrung von Ausgrenzung und innerer Isolation. Unsichtbar für die anderen trugen diese Frauen ihr Trauma durchs Leben.

Das Verdrängte kehrt wieder, das Vergessene lässt sich nicht für alle Zeiten unter dem Teppich halten. Viele Kriegskinder sind im Erwachsenenalter auf Geheimnisse in ihren Familien gestoßen, um die sich ein Dunstkreis des Rühr-mich-nicht-an gebildet hatte. Im Hinblick auf Vergewaltigung war es oft ein Gefühl der Scham, das im Leben vieler erwachsener Töchter und Söhne eine so große Rolle spielte, dass sie misstrauisch wurden. Manche Tochter stellte die kritische Frage, ob die quälenden Schamgefühle überhaupt mit ihr zu tun haben. Sobald sich die Ahnung durchsetzte, dass die Scham einen fremden Ursprung hat, kam sie aus der inneren Isolation heraus, die sich wie eine Glasglocke über sie gelegt hatte.

Vergewaltigung ruft tiefe Scham bei Frauen hervor. Eigentlich müsste sich der Vergewaltiger schämen, denn er

ist es ja, der unrecht handelt, der sein Opfer beschämt. Es
gehört zur Tragik dieses schrecklichen Verbrechens, dass
die Frauen alle Emotion in sich tragen, dass sie sogar noch
die Schuld des Aggressors übernehmen. Kinder in ihren ersten Lebensjahren aber leben in so enger emotionaler Beziehung zur Mutter, dass sie diese Emotionen unwillkürlich
teilen.

Kaum eine der im Zweiten Weltkrieg vergewaltigten
Frauen hatte danach therapeutischen Beistand. Sie war froh,
wenn sie von einem Arzt behutsam untersucht und behandelt wurde und ein Mittel gegen eine drohende Geschlechts-
krankheit bekam, denn auch gegen Ansteckung konnten
sich die Frauen nicht wehren. Sie schämten sich, waren infi-
ziert, unsauber, unrein, fühlten sich wie Aussätzige. Da unter dem Deckmantel der totalen Verschwiegenheit lagerte,
was jede Frau vergessen wollte, und weil Kinder die Verän-
derungen an ihren Müttern sensibel registrierten, entstand
eine diffuse Atmosphäre von Scham und Schuld. Kinder
spürten Dinge, die sie nicht einordnen konnten, gaben sich
selbst die Schuld am schwankenden Gesundheitszustand ihrer Mutter, und waren tief verunsichert.

Vergewaltigung nach dem Ende des Krieges

Als der Krieg vorüber war, ging durch das Volk der Besiegten nicht gleich das große Aufatmen. Zu groß war die Angst
vor dem Kommenden. Die Strukturen der bisherigen Ordnung hatten keine Gültigkeit mehr. Dies machte vor allem
Frauen und Kinder schutzlos, denn die Besatzungsmächte
hatten unterschiedliche Formen des Umgangs mit den Ver-
lierern. Die folgende Geschichte ereignete sich in einem Ort
nahe der deutsch-tschechischen Grenze. Es hat ein halbes
Jahrhundert gedauert, bis sie ans Licht kam. Die Frau, die

sie mir erzählte, hatte mit so etwas nie gerechnet, denn sie befand sich in einer Zeit des Umbruchs. Ihre bisherige Lebenssituation war dabei, sich zu verändern. Die Kinder gingen aus dem Haus, und eigentlich hatte sie gedacht, nun so richtig durchstarten zu können, endlich keine Verantwortung mehr für andere tragen müssen.

Doch es kam anders. Auf der Fahrt zu einer alten Tante tauchten in ihrer Fantasie Bilder aus dem Krieg auf, die sie bedrängten und sich nicht wegschieben ließen. Auf dem Weg in eine neue Lebensphase meldete sich das Kind der frühen Jahre, das Kriegskind. Das Vakuum, das die groß gewordenen Kinder hinterließen, füllte sich mit dem vergessenen Kind. Endlich fand es einen Platz, um gesehen zu werden. Es war, wie wenn dieses Kind zu ihr sagte: »Du hast genug für andere getan, jetzt bin ich dran, und damit bist aber auch du dran, denn ich werde dir etwas zeigen, über das ich dein Leben lang geschwiegen habe. Jetzt ist es höchste Zeit, hör mir zu!« Die Frau hörte zu, doch nach einiger Zeit wurde das erinnerte Geschehen so bedrängend, dass sie therapeutische Hilfe in Anspruch nehmen musste.

Am Ende konnte sie mit dem vergangenen Geschehen leben und wusste, dass die gelegentlichen Andeutungen ihrer Mutter, es sei einmal etwas Schlimmes geschehen, ein indirekter Hinweis auf deren Vergewaltigung gewesen waren. In den ersten Wochen nach dem Krieg war sie von russischen Soldaten, die abends betrunken durch die Straßen grölten und ziellos in Hauseingänge hineinschossen, vergewaltigt worden. Die Großmutter hatte sich den Männern in den Weg gestellt und gesagt, nehmt mich, doch sie wurde zur Seite gestoßen. Zuvor hatte die Mutter die fünfzehnjährige Tochter in den Stall geschickt und ihr eine Rasierklinge in die Hand gegeben, damit sollte sie sich töten, wenn die Soldaten sie holen würden.

Die kleinen Geschwister wurden in eine Besenkammer eingesperrt und erlebten die Vergewaltigung dadurch mit. Die Frau hatte noch den Mut, die Soldaten zu beschimpfen. Kurze Zeit später lief sie kilometerweit zu einem Arzt, der zwar dafür sorgte, dass sie nicht schwanger wurde, doch ihre Ansteckung mit Syphilis konnte er nicht aufhalten. Aus Angst, ihre Kinder anzustecken, verzichtete sie ab sofort auf Berührungen, was diese zutiefst verunsicherte.

Das Geschehen lief ohne ein Wort der Erklärung für die Kinder ab. Weder die Mutter noch die Großmutter sagten, wohin die Mutter gegangen war. Die Kinder wussten nichts und hatten große Angst um die plötzlich verschwundene Mutter. Als sie wieder auftauchte, war sie nicht mehr wie vorher. »Mit unserer Mutter war eine große Veränderung vor sich gegangen. Seit sie vom Arzt zurückgekommen war, hat sie uns nicht mehr berührt. Heute weiß ich, dass sie uns nicht anstecken wollte. Es war furchtbar. Ich war damals knapp fünf Jahre alt; ich litt sehr unter dem Ausbleiben der Liebkosungen und suchte nach Gründen, wie das Kinder in dem Alter so tun, gab mir die Schuld und wollte immer ganz besonders lieb sein und dachte unentwegt, wenn ich ganz brav bin, berührt sie mich wieder, dann wird wieder alles gut!«

Eine vergewaltigte Mutter berührt ihre Kinder nicht mehr, hat Angst, sie anzustecken. Die erlittene Scham teilt sich mit, die Kinder werden stigmatisiert, denn die geschändete Frau reiht die Kinder ein in die Kaste der Unberührbaren. Ihre Scham trennt ab sofort alle Familienmitglieder emotional voneinander; jeder trägt einen unsichtbaren Makel: Die Mutter den der geschändeten Frau, die Kinder den der Unberührbaren. Dadurch sind sie aus dem haltenden Rahmen mütterlicher Liebkosungen gefallen und leiden unter dem furchtbaren Verlust der körperlichen Nähe zur

Mutter, den sie sich nicht erklären können. Im Kastenwesen Indiens gehören die Unberührbaren zur untersten Schicht der Bevölkerung, den Leprakranken vergleichbar, die sich in früheren Jahrhunderten abseits der menschlichen Gemeinschaft aufhalten mussten.

Kinder tragen unbewusst mit an der Schande der Mutter. Diese Schande wirkt wie Isolierglas und zieht eine Trennlinie zwischen Mutter und Kind, gleichzeitig behindert sie aber auch intime Nähe zu anderen Menschen. Hinzu kommt eine unendliche Sehnsucht nach Geborgenheit, die sich in Tagträumen Raum schafft und nach der wunderbaren Gegenwelt schreit, in der alle Verlassenheitsgefühle und die Erfahrung großer Nichtigkeit aufgehoben sind. Größenfantasien toben sich aus, hinterlassen jedoch nur ein Gefühl großer Leere. Das Fass ohne Boden lässt sich nicht füllen. Allgegenwärtig bleibt im Verborgenen die Angst, irgendwann könne die Schande doch an die Öffentlichkeit dringen. Um das zu verhindern, muss viel Energie darauf verwendet werden, die drohende Blamage durch ein überangepasstes Verhalten zu verhindern, denn es darf nicht so weit kommen, dass die anderen sich distanzieren – sie könnten ja dann Verdacht schöpfen, abrücken, mich allein zurücklassen. Damit werden alle aggressiven Verhaltensmöglichkeiten gewaltsam unterdrückt. So wurden manche Kriegskinder in ihrem beruflichen Werdegang eingeschränkt, erreichten nicht die Ziele, die ihnen entsprochen hätten. Sich mit seinen starken und schwachen Seiten in der Öffentlichkeit zu präsentieren, bleibt unerfüllbarer Wunsch.

Scham, Schmutz und Ekel gehören in die Palette der Gefühle einer anderen Frau, die als Kind die Vergewaltigung ihrer Mutter erlebt hatte. Eine Abfallgrube, die zum Himmel stinkt. Die positive Hülle an Liebe und Wertschätzung, die sich seit ihrer Geburt durch die verlässliche Beziehung zu ihrer Mutter gebildet hatte, wurde bei der Vergewaltigung zerrissen. An ihre Stelle trat Scham. Doch die Sehnsucht nach der guten Mutter vor der Schändung hat diese Frau in eine Therapie getrieben, so dass das Kriegskind aus dem Tal der Aussätzigen herausfinden konnte.

Ein Mann, der mit Mutter, Tante und Geschwistern aus Glogau vor den Russen geflüchtet war, begriff erst viele Jahre später, wieso seine Mutter sich zwei Tage in den Wäldern versteckt hatte: Sie wollte nicht zum Opfer einer Vergewaltigung werden. Dagegen wurde seine kleine Schwester immer wieder von den Soldaten hochgehalten und abgeküsst, was das niedliche Mädchen abscheulich fand. Danach hatte sie einen Horror vor übergriffigen Küssen, und in ihrer Fantasie tauchte immer wieder ein Drache auf, der nach ihr greift und sie zu den Soldaten bringt.

Die Auswirkungen von verschwiegenen Vergewaltigungen in Familien sind wenig erforscht. Bei meinen Gesprächen tauchte mehr als einmal die spätere Psychose eines Familienmitgliedes auf. Der Krieg war also zu Ende und doch nicht zu Ende, denn er inszenierte sich manchmal wieder in Form psychischer Erkrankungen. Die gewaltigen Kräfte der Zerstörung hinterließen Langzeitspuren, die in vielen Familiensystemen von einer Generation an die andere weitergegeben werden.

Hätten die Mütter reden sollen? Was hätte es für ein kleines Kind bedeutet, wenn ihm gesagt wird: Deine Mutter wurde vergewaltigt? Wann ist der Zeitpunkt, um darüber zu sprechen? Es gibt Mütter, die kurz vor ihrem Tod mit ihren inzwischen erwachsenen Kindern darüber sprechen konnten. Da waren sie schon auf dem Weg in eine andere Welt, wollten sich befreien von ihrer Scham. Viele konnten auch dann nicht sprechen, nahmen ihr Geheimnis ins Grab und überließen es der nächsten Generation, herauszufinden, was damals war.

Es sind furchtbare Lasten, die vergewaltigte Frauen zu tragen hatten. Eine Pfarrerin erzählt: »Ich wurde zu einer älteren Frau gerufen, deren Mann gestorben war. Ich hatte sie noch nie gesehen, aber das erste, was sie sagte, kaum dass ich Platz genommen hatte: ›Ich wurde auf der Flucht mehrfach vergewaltigt und habe das meinem Mann nie erzählt. Sie sind die Erste, die davon erfährt!‹ Erst nach dem Tod des Mannes, mit dem sie viele Jahrzehnte zusammen gelebt hatte, löste sich ihre Zunge.«

Die Scham wird abgewaschen

Ein Ritual aus archaischer Zeit schlägt sich in dem folgenden Traum einer Frau nieder, deren Mutter am Ende des Krieges beim Einmarsch der Sieger mehrfach vergewaltigt worden war. In der Welt des Traums wird die furchtbare Realität überwachsen. Das Wissen und der Schmerz über die Gewalt an ihrer Mutter, die sich später das Leben nahm, findet im Traum der Tochter eine Wiedergutmachung:

»Ich gehe die Kellertreppe im Dunkeln hinunter und halte ein Kind an der Hand. Eine in sich zusammengekauerte Frau sitzt dort auf einer Steinbank. Ich leuchte ihr ins Gesicht, um zu sehen, ob sie überhaupt noch lebt. Dann kommen aus allen Teilen des Kellers viele schwarz gekleidete Frauen, und die Frau auf der Steinbank erhebt sich. Alle gehen nacheinander die Treppe hinauf. Draußen ist eine heitere grüne Landschaft mit blühenden Bäumen und grünen Wiesen. Plötzlich fassen sich die Frauen an der Hand und fangen an, langsam miteinander im Kreis zu tanzen. Dazu singen sie und chanten wie Indianerinnen. Danach kniee ich mit einer Schüssel Wasser auf dem Boden

und wasche den Frauen die Füße, auch der Frau, die meine
Mutter ist. Danach waschen alle ihre Scham. Stimmen werden laut, Männer kommen herbei, die auf der Suche nach
den geraubten Frauen waren. Sie kommen eine Anhöhe
hoch und sind erleichtert.«

Heilsame Bilder machen diesen Traum zu einem besonderen: Die Gemeinschaft der Frauen, die sich berühren und
an den Händen fassen, einen Kreis schließen. Weibliche
Nähe und Zuwendung ist das, was die geschändeten Frauen
brauchen, damit ihre Wunden heilen. Ein uraltes Ritual der
Reinigung findet statt durch den Dienst einer jungen Frau
an den Geschändeten, unter denen ihre Mutter ist. Sie darf
die Scham der Mutter abwaschen, wäscht sie rein, und damit
kann sich endlich ihr inneres Mutterbild verändern. Die
letzte Station eines mühseligen inneren Weges ist erreicht,
die Auseinandersetzung mit der vergewaltigten Mutter ist
zu Ende. Die Schande ist abgewaschen. Am Ende finden die
Männer zu ihren geraubten Frauen.

Die Wunden, die der Krieg den vergewaltigten Frauen
zugefügt hatte, heilen erst in der nächsten Generation der
Kriegskinder. Auch in diesem Traum ist es das Kind, das im
Chaos des vergangenen Geschehens alles miterlebt hatte
und damit zum Zeugen und inneren Führer werden konnte.
Die Töchter dürfen aufatmen.

6 Evakuierung

Als die Folgen der Luftangriffe in den zerbombten Städten sichtbar wurden, die Not der Zivilbevölkerung nicht mehr zu leugnen war und die Versorgungsprobleme zunahmen, versprach die NS-Propaganda mit dem Unternehmen *Kinderlandverschickung* (KLV) Abhilfe für die Kinder. Unterschieden wurden drei Gruppen von Betroffenen: erstens Mütter mit Kleinkindern, die auf dem Land bei Familien Unterkunft bekamen; dann Kinder bis zu zehn Jahren, die in Pflegefamilien gegeben wurden und die örtliche Schule besuchten; und schließlich Gruppen von Kindern und Jugendlichen ab zehn Jahren, die meist klassen- oder schulweise verschickt wurden und in entsprechenden Lagern der KLV untergebracht waren. Mit den Kindern wurden oft auch ihre Lehrer verschickt. Eine Binnenwanderungen hatte begonnen, die in ländliche, von Luftangriffen verschonte Gebiete des Großdeutschen Reiches führte. Nach einer Anweisung des Führers wurde nicht von Evakuierung, sondern lediglich von einer Landverschickung der Großstadtjugend gesprochen.

Der Großangriff auf gewachsene Beziehungen zu den Eltern hatte zur Folge, dass Kinder und Jugendliche manchmal jahrelang von ihrem Elternhaus getrennt waren. So konnten Männer und Frauen ganz in den Dienst des Krieges gestellt werden. Mütter arbeiteten in der Rüstungsindustrie, Väter kämpften an der Front, und die Kinder waren weit ab vom Schuss.

Ähnliche Maßnahmen gab es auch in England, allerdings bereits 1939, ein Jahr bevor die Folgen des *German Blitz* sich zeigten. Die Operation »Pied Piper« (Rattenfänger) be-

gann kurz nach dem Einmarsch der Deutschen in Polen und
war in der Zeit davor in der Öffentlichkeit diskutiert worden. Private Arrangements für die Kinder innerhalb der
Verwandtschaft oder bei Freunden wurden toleriert. Priorität hatten Kinder aus den gefährdeten Gebieten. Ihre mit-
evakuierten Lehrer und Schulen hatten Sicherheit zu ge-
währleisten. Zum Kreis der Betroffenen zählten Blinde und
Behinderte, Schwangere, Mütter mit Babies oder Kindern
im Kindergartenalter und Schulkinder mit dem gesamten
Schulpersonal. Ein Exodus war im Gange, der den von Mo-
ses sicher übertraf.

Das große Abenteuer wurde mit den Kindern und ihren
Familien vorbereitet, der Anmarsch zum Bahnhof in Zwei-
erreihen geubt. Aber selbst die hilfreichen Gespräche mit
den Lehrern konnten nicht verhindern, dass es in den meisten Familien nur einen Wunsch gab: »Wenn wir schon bombardiert werden, dann wollen wir zusammen bleiben und
wenigstens gemeinsam bombardiert werden!« Kinder sprachen offen aus, worum es ihnen vor allem ging: »Ich will bei
dir bleiben, Mama, mit dir getötet werden!«

Für viele Erwachsene war die Evakuierung ihrer Kinder
ein Beitrag, um ihrem Land in schwerer Zeit zu helfen.
Doch das schützte niemanden vor den Ängsten und Sorgen
um die Zukunft. Ein ehemaliges Kriegskind erinnert sich:
»Der 1. September war der schlimmste Tag des Krieges,
schlimmer als alles, was später kam. Mein Mutter polierte
endlos unsere Schuhe und sagte immer wieder: ›Wir müssen
die polieren, das ist wichtig.‹ Ich vermute, das hat ihr geholfen, nicht ständig zu weinen. Dann ging sie gründlich die
Liste von den Dingen durch, die wir brauchten. Wir hatten
nur ein Tube Zahnpasta, und sie sagte: ›Ich weiß nicht, wie
ihr das schaffen wollt, wenn ihr aufgeteilt werdet!‹ Wir haben zusammengehalten und hatten das Glück, dass wir in

benachbarte Familien kamen. Aber wenn mein kleiner Bruder abends von mir weggehen musste, fing er zu weinen an und klammerte sich an mich.«

Der Schmerz der Kinder aller Altersgruppen war groß. Ein Mädchen hatte im Zug nur einen Gedanken: »Lass es vorbei sein. Ich will dieses Abenteuer nicht, ich will meine Mama!« Die Dokumentation verschweigt nicht, dass sich in manchen ländlichen Gebieten bei der Ankunft der Kinder Szenen wie auf dem Sklavenmarkt abspielten. Kleine Kinder wurden bevorzugt. Wer aussah wie Shirley Temple, fand schnell einen Platz. Manche Pflegefamilie war geschockt vom Zustand der armselig gekleideten Kinder aus dem Londoner Eastend und rasierte ihnen im Kampf gegen die Läuse die Köpfe kahl: eine notwendige aber auch sehr demütigende Maßnahme.

Größere Kinder fühlten sich oft am Rande der Familie, doch welches dreizehnjährige Mädchen wollte seiner Mutter schreiben, dass es wie ein Dienstmädchen arbeiten musste? »Ich wollte sie doch nicht traurig machen«, sagt die Frau, die sich an ihre harte Zeit der Evakuierung erinnert. Sie kam wie viele Kinder erst am Ende des Krieges als Jugendliche zu ihrer Familie zurück. Beim Wiedersehen wurde deutlich, dass viele junge Menschen ihren Eltern entwachsen waren. Das war in England nicht anders als in Deutschland.

Offensichtlich passen Kinder nicht in einen Krieg. Der Wunsch der Erwachsenen, sie vor den Folgen der Zerstörung zu schützen, ist zwar groß, aber die spezifische Verletzlichkeit der Kinder verhindert eine ideale Lösung. Ob das gesunde Landleben die schmerzhafte Trennung von der Mutter aufwiegt? Wer will schon ins Kinderland, wenn es dort keine Mama gibt? Der Krieg nimmt keine Rücksicht auf die Grundbedürfnisse der Menschen. Die meist abrupte Trennung von Müttern und Kindern verursachte auf beiden

Seiten tiefe Wunden. Bereits die Ankunft im Kinderland begann mit dem großen Schockerlebnis: Mama ist nicht mehr bei mir!

Ins mutterferne Kinderland

Kleine Kinder sind nicht kriegstauglich. Sie passen nicht in die Maschinerie des Schreckens, sie stören den Ablauf der Organisation und machen es den Erwachsenen schwer, die im Angesicht des Infernos am liebsten lachende Kinder um sich hätten – Kinder und Soldaten, Kinder auf Panzern, Kinder mit Fahnen, winkende Kinder am Straßenrand, Kinder auf den Armen von Generälen. Durch solche Bilder entsteht der Eindruck, es sei doch alles gar nicht so schlimm mit dem Krieg. Der Anblick der Kinder wirkt so tröstlich, schlägt eine Brücke zur eigenen Kindheit und verweist gleichzeitig auf die Zukunft. Und doch bleiben Kinder als Inbegriff des Lebens eine Provokation im Krieg.

Es ist Krieg, und die Kinder sollen vor ihm geschützt werden. Aber die kindlichen Bedürfnisse sind mit dem Kriegsgeschehen nicht vereinbar. Was brauchen Kinder im Krieg? Wo finden sie Wachstumsbedingungen jenseits der zerbombten Städte? Die langen Aufenthalte im Luftschutzkeller rauben Schlaf und Lebenskraft, der Mangel an Grundnahrungsmitteln führt zu gesundheitlichen Schäden. Deshalb hieß die einzige Alternative: Die Kinder müssen raus aus den zerbombten und gefährdeten Städten, raus mit ihnen zu Mutter Natur, die ihren reichen Gabentisch für sie gedeckt hat. Kinder sollen aufs Land, erst im idyllischen Landleben können sie den Sehnsuchtsbildern der Erwachsenen entsprechen. Papa kämpft an der Front und Mama arbeitet bei der Flakabwehr, während die Kinder bei lieben Menschen auf dem Land optimal versorgt sind.

Mit der Eisenbahn werden die Kinder dorthin gefahren, wo keine Bomben fallen, wo niemand hungert, wo es aber auch keine Mama gibt. Zweifel an diesem Konzept der Evakuierung äußerte Anna Freud in der nüchternen Feststellung, es sehe so aus, als hätten die betroffenen Kinder die Folgen der Bombenangriffe besser vertragen als die Trennung von ihren Familien. Beim Abschied auf dem Bahnhof müssen die Mütter hinter der Absperrung zurückbleiben. Keiner weiß, wie lange die Trennung dauern wird. Mütter sehen zu, wie ihre Kinder von den Begleiterinnen in die Züge gebracht werden, um einer ungewissen Zukunft entgegenzufahren.

Natürlich gab es auch gegenteilige Erfahrungen. Manche Kinder hatten das Glück, von einer warmherzigen Familie gut aufgenommen zu werden. Aber nach wie vor kann die Frage nicht eindeutig beantwortet werden, ob die Erfahrung von Heimweh und Mutterferne schlimmer ist als die reale Bedrohung im Luftschutzkeller. Offensichtlich ist in extremen Situationen einfach nur die schlichte Gegenwart der Mutter Schutz und Schirm für ein Kind. Das zeigt auch das folgende Beispiel: Als die Bilder der Katastrophe des 11. September über das Fernsehen in die Familien eindrangen, weinte ein sechsjähriges Mädchen und sagte zu seiner Mutter: »Mama, aber ich will mit dir sterben!« Diese Antwort erschreckte die Mutter und zeigte ihr gleichzeitig, welch großen Stellenwert ihre Gegenwart für das Kind hat. Der vertraute Erwachsene wird im Angesicht des Todes zum Trost für Kinder. Wir sehen das auch am Beispiel von Janusz Korczak, der die ihm anvertrauten Kinder nicht verließ, sondern mit ihnen in den Tod ging.

Die Kinderlandverschickung wurde in Deutschland nicht kritisch hinterfragt. Wer hätte sich das trauen können?

Die qualifizierten jüdischen Kinderärzte hatten in den Jahren der Gleichschaltung ihre Praxen schließen müssen und waren emigriert. Dadurch ging ihr großer Erfahrungsschatz verloren. Bei uns wurde über Kinder verfügt. Sie wurden ins Kinderland verschickt wie die Soldaten an die Front, saßen in Zügen und konnten nicht verstehen, dass ihr Recht auf die Mutter missachtet wurde.

Eine Frau, die zu einer Pflegefamilie aufs Land gekommen war, erzählt: »Damals fing das ganze Elend an. Unsre Stadt war wochenlang unter Beschuss. Meine Mutter arbeitete in der Munitionsfabrik, und ich war da einfach im Weg. Als Dreijährige kam ich aus der gewohnten Umgebung und wurde aufs Land verpflanzt, habe dort meine Wurzeln verloren. Die hat mir die Kinderlandverschickung abgeschnitten. Das Schlimme war: Es traf mich alles wie der Blitz aus heiterem Himmel, unvorbereitet. Meine Mutter konnte keine Tränen sehen. Ich wusste nicht, was mit mir geschieht, als die Koffer gepackt waren. Ich hatte eine panische Angst vor dem, was kommt. Das ist das Trauma meines frühen Lebens. Meine Mutter hat keine Worte gefunden. Auch später nicht, das ging nicht, stattdessen hatte sie ihre Depressionen. Was konnte ich gegen eine depressive Mutter schon ausrichten? Zwischen uns war eine dicke, fugenlose Wand. Als wir im Zug nebeneinander saßen, wollten die Umsitzenden wissen, wohin die Reise geht. Meine Mutter sagte, zur Oma.«

Wer als Kind so plötzlich aus dem mütterlichen Wurzelboden gerissen wird, hängt buchstäblich in der Luft und wird von Verlassenheitsgefühlen überschwemmt, die zu einem Bestandteil seiner frühen Lebenserfahrungen werden. Da hilft weder wütendes Protestgeschrei noch stummer Rückzug. Mama bleibt verschwunden, Verlorenheitsgefühle dominieren. »Lebensunsicherheit« nennt ein Mann

dieses Phänomen. Selbst heute als Pensionär, im gesicher-
ten Ruhestand, spürt er Auswirkungen dieser frühen Tren-
nungserfahrungen. Sobald es um plötzliche Veränderun-
gen geht, ist er in Gefahr, in schwarze Löcher zu fallen,
weil das Unvorhersehbare ihm Angst macht. Doch sobald
er in Gedanken Kontakt aufnimmt mit dem Jungen, der
den Krieg überstanden hat, bewegt sich wieder etwas in
ihm, weicht die Starre der Angst. Die inneren Abgründe
der Verlorenheit hatten sich gebildet, als er von seiner Mutter und seinen großen Geschwistern getrennt wurde. Als
Folge der häufigen Luftangriffe hatte er als Kind rapide
an Gewicht verloren, das Essen verweigert und aufgehört,
sich seinem Alter gemäß zu verhalten: »Als evakuierter
Junge wurde ich aus einer Not gerettet, aber dafür einer anderen Gefahr ausgesetzt. Der Zug ins Kinderland führte
schnurstracks ins Niemandsland der Gefühle. Plötzlich
war ich allein. Heute weiß ich genau, wie mir als Kind zu-
mute war, mehr als einmal haben mich diese Verlassenheitsgefühle heimgesucht. Ich weiß, wie ich gelitten habe,
weil ich bei einer fremden Familie am Tisch sitzen musste.
Die konnten nicht verstehen, dass ich ihre guten Nah-
rungsmittel nicht essen wollte. Der Schrei nach meiner
Mutter blieb unbeantwortet, ich gehörte zu niemanden.
Meine Trauer und mein Heimweh aber wurden von der
neuen Mutter nicht geduldet.«

Gerade am Anfang hatten Kinder in der Evakuierung mit
dem Gefühl des Ausgesetztseins zu kämpfen. Manche wei-
gerten sich tagelang, die Kleidung abzulegen, die sie zu
Hause für die Reise angezogen bekommen hatten. Von den
vertrauten Kleidern ging Schutz aus, sie stellten die Verbindung zur Mutter her. Sobald sie abgelegt wurden, wurde es
ernst mit der Trennung. Die sichere Basis, von der aus ein
Kind seine Welt erobert, war nicht mehr garantiert.

Was geschieht mit einem Kind, wenn die Mutter nicht mehr da ist? Kinder unter drei Jahren fangen langsam an, sie zu vergessen, denn sie können die Bindung an sie über die Dauer der Trennung nicht aufrecht halten. Deshalb wird die Liebe zu ihr auf die neue Frau in der Pflegefamilie übertragen. Das entspricht ihrem natürlichen Entwicklungsprogramm und sichert das Überleben. Schwierig wird es dann, wenn die leibliche Mutter nach einiger Zeit zu Besuch kommt. Sie hat eine sehr lange Reise hinter sich und sieht, dass ihr Kind größer geworden ist. Aber warum rennt es nicht voller Freude auf sie zu? Aus Enttäuschung über die Trennung hat es sich innerlich von ihr abgewandt. In dem Moment, wo sie nun leibhaftig vor ihm steht, melden sich Schuldgefühle. Das Kind kann die Mutter nicht anschauen, und schon sieht sie sich in der Angst bestätigt, die Liebe ihres Kindes verloren zu haben. Ohne es zu wollen, ist sie zu einer Mutter geworden, die von ihrem Kind verlassen wurde: Ihr eigenes Kind ist ihr fremd geworden; das Kind sieht in ihr nicht mehr seine Mutter, sondern eine fremde Frau.

Heimweh

Da der familiäre Innenraum im Dritten Reich nicht geachtet wurde, konnten Menschen mit Hilfe der Reichsbahn als Manövriermasse durch die deutschen Gaue hin- und hergeschoben werden. Jeder hatte sich den Anforderungen der Volksgemeinschaft unterzuordnen. Mütter hatten es schwer, die gewachsenen Bindungen an ihre Kinder aufrecht zu erhalten, sobald die Maßnahmen der Kinderlandverschickung Gestalt annahmen. Die sichere Basis mütterlicher Zuwendung war bedroht. Trennungsängste, Trauer und Heimweh meldeten sich. Da kein Raum für sie war, versanken auch diese Gefühle im Meer des Verdrängten und Vergessenen.

Eine Frau, die mit fünf Jahren evakuiert wurde, meint, sie habe bei den Besuchen ihrer Mutter in der Pflegefamilie Theater gespielt, so getan, als sei alles gut. Nichts hat sie davon erzählt, dass sie nachts im Bett ins Kopfkissen weinte und vor Sehnsucht nach der Mutter fast umkam. Keiner der Betroffenen sprach aus, wie groß die innere Not wirklich war.

Es gab freilich auch Mütter, die trotz der Trennung einen guten inneren Kontakt zu ihrem Kind aufrechterhalten konnten. Eine dieser Frauen hatte ihrem Sohn oft erzählt, wie das war, wenn sie zu Besuch in die neue Familie gekommen war. Ihr Sohn hatte die Mutter nicht erkannt, hatte an ihr vorbeigesehen, nicht auf ihre Worte reagiert. Erst als sie ihre kleine Flasche Kölnisch Wasser aus der Tasche nahm, ging ein Ruck durch ihn; der vertraute Gegenstand aus Mutters Handtasche wurde zu ihrem Erkennungszeichen, ein Objekt der Erinnerung wurde zum Nachweis der mütterlichen Identität.

Wie erlebten größere Kinder die Trennung von der Mutter? Tagsüber übt das neue Leben auf dem Land, der Kontakt mit Tieren und die gefahrlosen Aufenthalte in der freien Natur seinen Reiz aus. Doch abends liegen sie in einem fremden Bett und träumen sich zu ihrer Mutter hin, malen sich das Miteinander aus und zählen die Tage, bis sie zu Besuch kommen wird. Wenn dann der ersehnte Tag gekommen ist, fällt es diesen Kindern schwer, ihre Liebe und Zuneigung zu zeigen. Es sah fast so aus, als könnten sie nur für die *abwesende* Mutter Liebe empfinden. Sobald sie real vor ihnen stand, wurde ihnen die Trennung bewusst. Sie wurden schwierig, unartig oder sogar böse. Dieses widersprüchliche Verhalten führte manche Mutter zu dem Entschluss, Besuche einzustellen und nur noch brieflich und durch Pakete Kontakt zu halten. Das war durchaus im Sinne der Ersatzeltern, denn solange diese die Kinder für sich alleine hatten, funktionierten sie. Schließlich macht Heimweh auch gefügig!

Ein Mann, der mit acht Jahren auf einem Bauernhof untergebracht worden war, nennt diese Jahre die Zeit einer großen Gefühlsleere. »In mir war ein Vakuum entstanden, ich fühlte mich einfach leer. Das änderte sich, wenn ich im Kuhstall war und die Tiere mir die Hand ableckten, ich sie streicheln konnte. Die Menschen um mich herum blieben mir fremd; sie sprachen anders als zu Hause. Ich erinnere mich an die Gefühle von damals sehr gut: Ich konnte mich einfach nicht mehr freuen. Das war weg, einfach weg. Später habe ich als erfolgreicher Geschäftsmann mit viel Arbeit diese Leere in Schach gehalten. Das hat gut funktioniert. Doch jetzt, nach der Berufstätigkeit, tauchen diese Stimmungen häufig auf. Dann meldet sich der verlassene Junge aus dem Kinderland. Vor einem Jahr wollte ich alles noch einmal sehen und bin in das Dorf gefahren, wo ich evakuiert war. Natürlich hat sich vieles verändert. In der Landschaft fand ich das Gefühl der Einsamkeit wieder. Es waren schon extreme Zeiten, in denen wir Kriegskinder groß geworden sind.«

Es gibt aber auch Kriegskinder, die beim Stichwort *Kinderlandverschickung* leuchtende Augen bekommen, weil sie das Glück hatten, auf eine Gegenwelt zu den ausgebombten Städten zu stoßen und bei Menschen zu wohnen, die sie liebevoll aufnahmen und bei denen die Integration in die Familie gelang. Eine Frau erzählt: »Es war einfach gut. Es gab genug zu essen, eine Mutter, die das Lachen nicht verlernt hatte, und einen Großvater, der mit mir über den Krieg sprach. Er wollte wissen, wie das im Ruhrpott aussieht. Ich war stolz, dass ich ihm das alles sagen konnte. Ich tauchte in diese neue Familie ein, während meine Mutter immer mehr zu einer Randfigur wurde. Ohne Scheu nannte ich die Pflegemutter Mutti, ihre kleinen Kinder waren wie jüngere Geschwister für mich. Ich hatte einfach Glück, auch als die Front näherrückte und es auf die Flucht ging. Ich wurde nicht irgendwohin verladen, die nahmen mich einfach mit. Am Ende war ich dann wieder bei meiner Mutter. Aber sie war für mich zu einer Fremden geworden. Unser Wiedersehen war eine Enttäuschung für uns beide. Das war sehr belastend. Erst später habe ich kapiert, dass ja auch eine Chance darin liegt, zwei Mütter zu haben, die biologische und die andere, die meinem Bild von Mutter mehr entsprach.«

Kindertransporte

Im Bild *Der Schrei* von E. Munch schreit ein Mensch mit weit geöffnetem Mund seine Verlassenheit hinaus. Hört ihn überhaupt jemand? Ich bin dem ungehörten Schrei der ehemaligen Kriegskinder auf der Spur, sitze im ICE nahe dem Mutter-Kind-Abteil und freue mich am Geschrei der Kinder, denen es in diesem Abteil zu eng ist. Sie fordern ihr Recht auf Bewegung und rennen auf dem Gang mit dem Zug um die Wette. Recht haben sie, denke ich und sehe, wie sie immer wieder den Kontakt zu der Mutter suchen, sie beim Namen rufen. Wenn sie für einen Augenblick verschwindet, fragen sie nach ihr, müssen immer wieder ihren Namen hören.

Kinder im Zug – Bilder aus den Jahren des Krieges tauchen vor meinem inneren Auge auf. In einem Zug der Reichsbahn sitzen Kinder artig neben einander. Jedes hat ein Schild um den Hals, auf dem sein Bestimmungsbahnhof steht. Mädchen aus dem BDM (Bund Deutscher Mädel) und andere Begleitpersonen wachen über die Kinder, die unterwegs sind ins Kinderland.

Ich denke auch an die Züge, mit denen Kinder deportiert wurden, um im Vernichtungslager getötet zu werden. Sie hatten nicht das Glück, mit den Kindertransporten, die es bereits 1938 gab, nach England zu entkommen. Als nach der Reichskristallnacht deutlich wurde, dass Juden in Deutschland keine Zukunft mehr hatten, regte sich das Gewissen der damaligen englischen Regierung unter Chamberlain. Eine nicht genau bekannte Anzahl jüdischer Kinder im Alter zwischen fünf und siebzehn Jahren sollte nach England kommen. Die Flüchtlingsorganisationen garantierten, dass die Kinder nicht dem britischen Steuerzahler auf der Tasche liegen würden; auch sollte ihr Aufenthalt nur vorläufig sein. Für jedes Kind musste ein Pfand von fünfzig Pfund hinterlegt werden. Auf diese Weise sollte ihre endgültige Wiederansiedlung an einem anderen Ort gesichert sein.

Repräsentanten der Kinderhilfsorganisationen kamen nach Deutschland und Österreich, um die Auswahl und den Transport zu organisieren. Priorität hatten Kinder, die in großer Gefahr waren. Dazu gehörten Teenager, die bereits im KZ waren oder Eltern dort hatten, Kinder, die von Deportation bedroht waren, Kinder in jüdischen Waisenhäusern oder Kinder, deren Eltern sie nicht mehr versorgen konnten, weil ihnen ihr Lebensunterhalt genommen worden war.

Der erste Kindertransport verließ Berlin am 1. Dezember 1938 und Wien zehn Tage später. Deutschland hatte darauf bestanden, dass der jüdische Exodus nicht über die nationalen Häfen abgewickelt werden durfte, deshalb fuhren die Züge durch Holland. In Hoek van Holland gingen die Kinder auf die Fähren nach Harwich oder Southampton. Schließlich kamen zehntausend Kinder in Großbritannien an.

Die meisten englischen Gastgeber wollten kleine Kinder in ihre Familie aufnehmen. Doch die Teenager kamen zuerst an Land. Da die Frage der Unterbringung nicht geklärt war, mussten sie in einem Lager untergebracht werden, wo Hunderte zusammengepfercht wurden – eine chaotische Mischung aus Teenagern und kleinen Kindern verschiedener Herkunftsfamilien.

Jede Woche wurde der sogenannte *Cattle Market* (Viehmarkt) abgehalten. Mögliche Pflegeeltern wählten ein Flüchtlingskind aus, doch nicht alle wurden passend untergebracht. Die Dokumentation *The Children's War* verschweigt nicht, dass es auch zu sexuellem Missbrauch an den jungen Menschen kam. Viele wurden grausam behandelt und mussten extrem niedrige Arbeiten verrichten.

Der letzte Kindertransport verließ Deutschland am 1.9.1939. Für alle Kinder, die nach Großbritannien gekommen waren, bestand die Chance eines sicheren, aber nicht immer befriedigenden neuen Lebens. Fast alle Kinder jedoch sahen ihre Eltern nie wieder. Sie gehören zu den Waisen des Holocaust.

Haben Kriegskinder die Gräueltaten der Nazis mitbekommen?

In einer kleinen Gesprächsgruppe taucht diese Frage auf, als deutlich wird, dass alle Beteiligten unter Träumen leiden, die mit einer entsetzlichen Vernichtungsangst geladen sind. Zwar ist der Kontext zum Krieg gegeben, doch es schwingt noch etwas anderes mit, meint eine Teilnehmerin. Eigentlich ist sie in einer vom Krieg verschonten Gegend groß geworden. Aber ausgerechnet sie kennt die Konfrontation mit nächtlichen Traumerlebnissen, die vorwiegend aus Todesangst bestehen. Diese Heimsuchungen drücken sich nicht in konkreten inneren Bildern aus, sondern verlaufen in einem diffusen Licht, in dem etwas Grauenvolles vorzugehen scheint. Der Schleier hebt sich nicht. Eine extreme Angst vor Vernichtung breitet sich aus. Sie erzählt:

»Mein Leben als Kind war nie bedroht. Doch ich erinnere mich noch gut, dass meine Eltern manchmal sonderbare Blicke tauschten, wenn Post gekommen war. Ich erinnere mich auch an fremde Menschen und lernte das Wort *Jude* kennen. Als Kind hatten mich diese Menschen emotional angezogen. Seit einiger Zeit hat sich in mir der Gedanke festgesetzt, dass ich als Kind vielleicht doch etwas gespürt habe von der tödlichen Bedrohung, unter der diese Menschen lebten. Die haben ja ihre Gefühle auf dem Weg ins Vernichtungslager nicht abgegeben.«

Kinder hatten also doch gespürt, was in der Luft lag, hatten die Bedrohung nicht nur durch den Krieg, sondern auch durch den Holocaust unbewusst mitbekommen. Die Hirnforschung spricht in diesem Zusammenhang von der impliziten Wahrnehmung, die von klein auf funktioniert und bewirkt, dass im Gedächtnis auch behalten wird, was bei sprachlichen Äußerungen mitgemeint ist, selbst wenn es nicht direkt ausgesprochen wurde. Diese Erkenntnis bestätigt ein weiterer Teilnehmer des Gesprächs mit einer Erinnerung aus dem letzten Jahr des Krieges.

»Es ist eines dieser eingeätzten Erlebnisse, die man nicht vergessen kann. Damals war es schon dunkel. Ich hörte, wie ein Auto vor unserem Wohnblock vorfuhr. Die Gestapo war es. Schlagartig veränderte sich die Atmosphäre in unserer Wohnung. Meine Mutter wirkte wie vereist, meine Großmutter verstummte. Im Treppenhaus waren Stiefelschritte zu hören, dann wurde im oberen Stockwerk, wo eine alte

Frau wohnte, laut gegen die Tür geklopft. Danach war eine beängstigende Stille, bis die Schritte wieder nach unten gingen. Die alte Frau wurde von der Gestapo mitgenommen. Sie verschwand auf Nimmerwiedersehen. Was ich bis heute in mir habe als schreckliche Erinnerung, ist diese Atmosphäre totaler Bedrohung und Hilflosigkeit. Seither weiß ich, wie das Grauen sich anfühlt. Es wusste ja keiner im Haus, ob er nicht auch noch drankommt. Die allgegenwärtige Angst vor Vernichtung ließ sich an diesem Abend nicht verdrängen. Ich war damals knapp zehn Jahre alt, hatte nicht zu fragen gewagt und konnte nicht verstehen, dass die Frau von allen Hausbewohnern totgeschwiegen wurde. Ich war sicher, dass ihr Gewalt angetan wurde, dass sie ums Leben kam. Darüber habe ich bisher mit niemandem gesprochen.«

Kinder verfügen über die Gabe der Empathie, nehmen wahr, nehmen auf, schauen hin, auch wenn ihnen gesagt wird: »Guck weg, lauf weiter, denk an etwas Schönes!« Als die Juden aus Städten und Dörfern abtransportiert wurden, gingen die deutschen Einwohner mit ihren Kindern dem Alltag nach. Die Aufforderung, nicht hinzuschauen, konnte nicht verhindern, dass sich das Schreckliche mitteilte. Es teilte sich mit über ganz alltägliche Dinge – manche Mutter etwa hatte sich in den verlassenen Wohnungen der jüdischen Familien bereichert. So gelangten Gebrauchsgegenstände des jüdischen Alltags auch in Kinderhände. Erst nach dem Krieg erzählte mir meine Mutter die Geschichte des großen Schreibtisches, der in unserem Wohnzimmer stand: Er hatte dem Viehhändler gehört, einem jüdischen Nachbarn, der ihn vor seinem Abtransport nach Gurs für wenig Geld und einige Liter Öl eingetauscht hatte.

Am Ende unseres Gespräches sind wir davon überzeugt, dass wir als Kinder ein unbewusstes Wissen vom Holocaust des Zweiten Weltkrieges hatten.

In der Dokumentation über die englischen Kriegskinder fällt mir ein Foto auf, das kleine Mädchen mit ihren neuen Schuhen zeigt. Sie sind dabei, Dankesbriefe nach Amerika zu schreiben, wo ihre Schuhe herkamen. Bekleidung war während des Krieges ein wichtiges Gut, denn Stoffe und Leder waren Mangelware. Mütter hatten es oft schwer, ihre Kinder, die ständig am Wachsen waren, entsprechend anzuziehen. Gute Schuhe waren Kostbarkeiten. In dem Gedicht »Die Kinderschuhe von Lublin« erinnert Johannes R. Becher an die schreckliche Maßnahme, dass Schuhe von jüdischen Kindern, die im Konzentrationslager emordet wurden, ins Reich geschickt und an deutsche Kinder weitergegeben wurden.

Wer hat diese Schuhe getragen? Kinder, denen sie passten – Kriegskinder, die mit Schuhen durch den Krieg liefen, welche Kindern gehört hatten, die nicht leben durften. Getragene Schuhe, die eine grausame Geschichte erzählen. Ob uns Kriegskindern das Schicksal der getöteten Kinder deshalb so unter die Haut geht?

7 Der Krieg – ein großes Abenteuer

Die kriegerische Antwort der Kinder

Krieg ist ein Großangriff auf die Person des Kindes, gegen den es sich nur mit der Waffe des Spiels zur Wehr setzen kann. Bei einem schweren Luftangriff sitzt ein Junge scheinbar unbehelligt von der großen Gefahr im Bunker und liest. Er ist vertieft in ein Buch und hat alles um sich herum vergessen. Die irritierte Mutter ruft ihm immer wieder zu, er solle jetzt endlich auf die Bomben hören. Sollte er ihre Angst teilen? Der Junge hatte sich einen Schlupfwinkel in seinem Buch geschaffen. Dort fielen keine Bomben.

Kinder können ausblenden, was bedrohlich ist, und wirken dann immun gegen den Bombenterror. Oft tauchen in den Erzählungen der ehemaligen Kriegskinder Kinder auf, die mit der Atmosphäre von Angst, Abenteuer und Aufregung der Luftangriffe keine Mühe hatten, weil sie das Geschehen zum Spiel umfunktionierten. Mit der Freundin und dem größeren Bruder versuchten sie beim Fliegeralarm im Bunker möglichst am Eingang zu sein, denn manchmal wurde für kurze Zeit die Tür geöffnet, und genau auf diesen Moment freuten sie sich, legten sich auf den Bauch und schauten fasziniert in den Himmel hinauf, zählten die Flugzeuge und überlegten, auf welche Häuser in der Stadt die

Bomben fallen würden. Sie lernten, die Leichtbomber, die das Ziel markierten, von den schweren Lancaster-Bombern zu unterscheiden, und warteten auf das grelle Licht der Flakabwehr. Wenn dann der nächtliche Himmel taghell ausgeleuchtet war, fingen sie zu zählen an, wie lange es noch dauern würde, bis die ersten Bomben fallen. Das war ein Spiel für die Kinder, das die Zeit im Bunker erträglich machte und sie vergessen ließ, dass es draußen wieder viele Tote gegeben hatte.

Sobald die Sirene Entwarnung gab und die Menschen aus den Schutzräumen heraus strömten, öffnete sich für die Kinder der Vorhang zu einem weiteren hoch geschätzten Akt des Dramas Krieg. Angetrieben von der im Keller aufgestauten Energie, tobten sie sich aus und inszenierten das Erlebte in immer neuen Varianten. Sie spielten nach, was sie gehört und gesehen hatten, brummten wie die Flugzeuge, knallten Fallschirmjäger ab, brüllten militärische Befehle, brachen in triumphierendes Gejohle aus, wenn der Feind mit *bum bum bum* getroffen war, und riefen nach den Sanitätern.

Der Krieg, das große Abenteuerspiel. Nach den Luftangriffen suchen Kinder auf der Straße versprengte Munitionsreste, Fetzen explodierter Geschosse. Sie sammeln Schrapnell-Teile, legen sich Vorräte in Verstecken unter den Trümmern an, sind stolz auf ihr Waffendepot, das ihnen das Gefühl gibt, am Geschehen beteiligt zu sein. Vergleiche werden gezogen – es wird getauscht, englische Splitter und amerikanische Munitionsteile stehen hoch im Kurs. Kinder verfügen über eine große Anpassungsbereitschaft und können auch unter extrem kinderfeindlichen Bedingungen existieren. Im Spiel geben sie der feindlichen Umwelt ihre eigene kriegerische Antwort.

In ihren Spielen imitieren Kinder die Welt der Erwachsenen. Sie kriegen mit, wie die Männer der Feuerwehr mit

Händen, Schaufeln und Pickeln die Trümmerberge abzutragen beginnen, um Verschüttete zu retten oder Tote zu bergen. Die Kinder machen es den Großen nach, graben mit den Händen – am liebsten dann, wenn sie unbeobachtet sind. Sie wissen um die Gefahr, die von nicht explodierten Bomben, den Blindgängern, ausgeht, aber die Lust am Buddeln im Trümmerhaufen hat sie erfasst. Mehr als einmal wurde aus dem Spiel blutiger Ernst. Der Blindgänger ging los, riss eine Hand ab, einen Fuß, zerfetzte ein Kindergesicht.

Anfangs hatte ich Zweifel an der Richtigkeit des Bildes »Abenteuerspielplatz Krieg«. Doch es stimmt. Die spielerische Auseinandersetzung mit dem Inferno täuscht den Erwachsenen freilich vor, der Krieg mache den Kindern wenig aus. Sie spielen doch! Wer den einstigen Trümmerkindern zuhört, spürt auch, wie stolz sie bis heute sind auf die Narben und Schrammen im Gesicht, an Händen oder Beinen. Da weht eine Ahnung vom heldenhaften Kind durch den Raum, das sich selbst in Ruinenlandschaften sein Territorium erobert.

Manches Enkelkind beneidet im Stillen den Opa oder die Oma um das große Abenteuer Krieg. In der Fantasie macht es mit bei den langen Streifzügen durch die an Wohnhäuser angrenzenden Felder und Wiesen, rennt über das freie Feld, schaut dabei immer wieder prüfend zum Himmel, hält Ausschau nach Flugzeugen und lauscht den Worten: »Wenn tatsächlich ein Flugzeug zu hören war, schätzten wir ab, wie hoch es sei, denn wir hielten nur die Tiefflieger für gefährlich. Wenn wir meinten, jetzt kommt einer, legten wir uns auf die Erde oder rannten zum nahe gelegenen Tunnel, der als Bunker diente. Wir waren richtig stolz auf unseren Mut, weil wir dem Flugzeug, vor dem die Erwachsenen Angst hatten, entkommen waren!«

Zwischen Spiel und Ernst

Es brechen allerdings nicht alle vom Krieg Betroffenen in Jubel aus, wenn es ums Krieg-Spielen geht. Sie klagen eher über den Mangel an klärenden Worten der Erwachsenen. Eine Frau sagt: »Ich habe als Kind sehr darunter gelitten, dass meine Mutter immer wenig mit mir gesprochen hatte. Deshalb meine ich, wir wissen doch gar nicht, wie es wirklich war und was mit uns war. Wir hätten Worte gebraucht, die uns aufklären. Auf der einen Seite mussten wir Kinder funktionieren wie Erwachsene, auf der anderen hat man uns nicht ernst genommen. Es fehlten nicht nur Worte, die die Gefühle beschreiben, auch über den Krieg als politische Angelegenheit sprach meine Mutter nicht mit mir. Für mich als aufgewecktes Mädchen wäre es eine große Hilfe gewesen, wenn mir ein Erwachsener gesagt hätte, dass wir in einer Diktatur leben. Einmal hatte ich im Spaß auf der Straße beim Spielen *Hering, kauft Hering, so fett wie der Göring* gerufen. Am Abend kam der Blockwart zu meiner Mutter, die mich hinterher wortlos verhauen hat.«

Klärende Worte hätte auch ein Mann gebraucht, der als Kind die Kriegsspiele verabscheute. »Ich hatte niemanden, mit dem ich darüber reden konnte, dass ich nicht zu den Pimpfen will. Wenn mein großer Bruder von seinen Abenteuern bei der Hitler-Jugend schwärmte, hätte ich mir am liebsten die Ohren zugehalten. Der war auf einmal so anders, gar nicht mehr richtig mein Bruder. Ich mochte die Uniform nicht, aber er war so stolz darauf, meine Mutter auch. Mit der Uniform guckten die alle immer so streng und redeten wie die Männer im Volksempfänger. Mit dieser Abwehr des Militärischen war ich als Junge allein, wurde deswegen auch ausgelacht. Ich war halt eine Memme, und aus mir würde nie ein rechter Soldat werden. Das hab ich alles für mich behalten. Nur meine Oma, die hat mir manchmal wortlos über den Kopf gestrichen. Ich glaube, die hat mich verstanden.«

Was hätten wir Kinder damals gebraucht? Worte, die uns genau erklären, was in der Luft geschieht und warum alle Menschen in die Schutzräume müssen. Kindgemäße Informationen über die Ursachen der Bombenangriffe, darauf waren wir angewiesen, denn bei Ereignissen, die Kinder sich nicht erklären können, tauchen schnell Schuldgefühle auf. Sie meinen dann, der Bombenangriff finde deshalb statt, weil sie böse waren, ihre Schulaufgaben nicht gemacht oder etwas geklaut hatten. Da ihr kindliches Denksystem nach dem Prinzip von Ursache und Wirkung funktioniert, kommt es zu Konfabulationen: Sie verbinden Ereignisse miteinander, die objektiv nichts miteinander zu tun haben, was ihnen das Leben schwer macht. Genau an dieser Schwachstelle hat die böse alte Frau die Kinder im Bunker getroffen, als sie sagte, sie seien schuld am Luftangriff, weil sie ihre Teller nicht leer gegessen hatten.

Die Fahne hoch, die Reihen eng geschlossen

Kriegsspiele haben eine lange Tradition. Erwachsene haben offensichtlich Spaß daran, in die Hände kleiner Jungen Spielzeugwaffen zu geben, sie als kleine Helden zu fotografieren. Diese Bilder vermitteln den Eindruck, dass sich die kleinen Soldaten einmal durchs Leben schlagen werden, sich durchsetzen können, stark sind. Was ein rechter Junge ist, der will unter die Soldaten, und dafür muss er haben ein Gewehr. Auch wenn es nur aus Holz ist, übt er damit schon mal das Schießen. Soldaten-Spielen ist bei Jungen auch in Friedenszeiten äußerst beliebt. *Hinaus ins feindliche Leben* hieß die Devise. Die Kinder kämpften mit Knüppeln, Stangen und Lanzen nicht anders als Kinder heute mit dem

Laserschwert gegen die Bösewichte der Welt. Der patriotische Hintergrund war in früheren Zeiten jedoch wichtiger als heute. Die Kinder als künftige Soldaten sollten besonders in den Tugenden Tapferkeit und Pflichtgefühl gefördert werden. Bereits 1915 wurde in entsprechenden Richtlinien empfohlen, mit den Kindern das Marschieren zu üben oder auch das Ausheben von Schützengräben im Sandkasten, gelenkt vom Erwachsenen, verbunden mit patriotischen Liedern.

Während des Dritten Reiches wurde schon im Kindergarten auf die kämpferische Gesinnung und die körperliche Tüchtigkeit der »nordischen Rasse« großen Wert gelegt. Ab dem zehnten Lebensjahr bestimmte die Hitler-Jugend das Leben der Heranwachsenden. Die faszinierende Welt des Militärs präsentierte sich ihnen in Aufmärschen, Paraden, Fackelzügen, Manövern mit Lagerfeuerromantik. Das roch nach aufregendem Soldatenleben und wurde durch militärischen Drill in der Hitler-Jugend vorbereitet. Kinder und Jugendliche übten den Umgang mit militärischen Befehlen, lernten blinden Gehorsam und eiserne Disziplin. Es ging zu wie beim Militär: Wer schlapp machte, musste nach der letzten Liegestütze zur Strafe noch eine Runde über Hindernisse klettern, ohne Rücksicht auf seine körperliche Verfassung. Mancher HJ-Begeisterte hat durch den stumpfen Drill die Freude am Militärspielen ausgetrieben bekommen.

Gesungen wurde überall. Wenn Soldaten durch die Straßen marschierten, schwenkten Erwachsene und Kinder Fahnen und Wimpel. Alle sangen auswendig dieselben Lieder. Der Gesang der Massen sorgte für einen wohligen Schauder der Ergriffenheit. Die vereinigende Kraft der Musik hatte Wirkung und führte zu einem erhabenen Gefühl der Zusammengehörigkeit. Gesungen wurden Marschlieder, aber auch Lieder aus der Jugendbewegung, die nach dem Krieg in den 50er Jahren von den Jugendlichen bei den Pfadfindern, beim CVJM, in der Jungschar, der Gemeindejugend wieder gesungen wurden. Beim Zeltlager am Lagerfeuer in sternklarer Nacht sangen wir das Lied von den *Wildgänsen*. Dabei war uns nicht bewusst, dass es ein Lied der HJ und des BDM war. Wer hätte uns das sagen sollen? Viele der Jugendleiter nach dem Krieg waren ehemalige Gruppenleiter des Dritten Reiches und wussten junge Menschen zu begeistern.

»Wildgänse rauschen durch die Nacht, mit schrillem Schrei nach Norden.
Unstete Fahrt! Habt acht, habt acht! Die Welt ist voller Morden.
Fahrt durch die nachtdurchwogte Welt, graureisige Geschwader!
Fahlhelle zuckt und Schlachtruf gellt, weit wallt und wogt der Hader.
Rausch zu, fahr zu, du graues Heer! Rausch zu, fahr zu nach Norden!
Zieht ihr nach Süden übers Meer, was ist aus uns geworden?
Wir sind wie ihr ein graues Heer und fahrn in Kaisers Namen.
Und fahrn wir ohne Wiederkehr, singt uns im Herbst ein Amen.«

Der Krieg, das Töten, das Sterben schlägt sich in diesen Liedern nieder. Ohne dass es uns bewusst war, haben wir uns als Heranwachsende singend mit dem Krieg beschäftigt.

»Flogen einst fünf wilde Schwäne,
Schwäne leuchtend weiß und schön.
Sing, sing, was geschah?
Keiner ward mehr gesehn.
Zogen einst fünf junge Burschen
Stolz und kühn zum Kampf hinaus.
Sing, sing, was geschah?
Keiner kehrt mehr nach Haus.
Wuchsen einst fünf junge Mädchen
Schlank und schön am Memelstrand.
Sing, sing, was geschah?
Keines den Brautkranz wand.«

Nicht alle Lieder waren traurig, viele verherrlichten das wilde Abenteuer. Was gibt es Schöneres, als mit den wilden Gesellen vom Sturmwind durchweht durchs Land zu ziehen? Alleinsein gibt es nicht, denn die Kameraden marschieren mit und die bunten Fahnen wehen. Die Botschaft dieser Lieder hieß für Kinder und Heranwachsende: Du bist Teil von etwas ganz Wichtigem! Auf dich kommt es an! Komm zu uns, denn gemeinsam sind wir stark!

Kinder fühlten sich ernst genommen, wurden ausgebildet wie Rekruten, lernten den Umgang mit Maschinengewehren, durften Waffen reinigen, fieberten dem ersten Schuss entgegen und fühlten sich als Rädchen in der Maschinerie des NS-Staates wichtig und wertgeschätzt. Sie leisteten ihren Beitrag zum Krieg, indem sie altes Eisen, Blech und anderes Metall sammelten. Kleinere Kinder sangen das Lied vom Maikäfer, dessen Vater im Krieg ist. Ob die Großen ihnen auch diese Version vorgesungen hatten?

»Maikäfer flieg,
der Vater ist im Krieg,
die Mutter, die ist ausgebombt,
die Kinder laufen rum zerlumpt,
und jetzt zieht man den Opa ein,
und das soll die Vergeltung sein.«

Das klang weniger nach dem Motto *Es ist so schön, Soldat zu sein.* Doch offiziell wurde gegen die drohende Niederlage angeschmettert mit Liedern, in denen die Fahne als magisches Symbol, für das es sich zu sterben lohnt, im Zentrum steht. Tote Kinder waren ja nichts anderes als die Saat für das neue Deutschland.

»Unsre Fahne flattert uns voran.
In die Zukunft ziehen wir Mann für Mann.
Wir marschieren für Hitler durch Nacht und durch Not
Mit der Fahne der Jugend für Freiheit und Brot,
Unsre Fahne flattert uns voran.
Unsre Fahne ist die neue Zeit.
Und die Fahne führt uns in die Ewigkeit.
Ja! Die Fahne ist mehr als der Tod.«

War das nicht brutaler Missbrauch von Kindern und Jugendlichen? Am Kriegsende standen sie in der Kälte, waren plötzlich aus allen Wolken gefallen, ihre Wünsche und Sehnsüchte waren kaputt, das Land zerstört. Für die größeren Kinder war es nicht leicht, sich von den alten Werten zu verabschieden, denn wer war schon bereit, mit ihnen den schmerzhaften Weg der Desillusionierung zu gehen?

Ein ehemaliger Hitlerjunge erzählt: »Es war auf der Flucht aus dem Osten, der Treck bewegte sich vorwärts, und es gab immer wieder Angriffe von Tieffliegern. Einmal geschah etwas ganz Schreckliches. Ein Fallschirmjäger schwebte vom Himmel runter. Es war ein Engländer, dessen Maschine von der Flak abgeschossen worden war. Alle um mich herum schauten nach oben. Ich hatte nur Augen für den Mann. Er war der erste Engländer, den ich gesehen hatte; er glitt langsam nach unten. Dann geschah das Schreckliche. Kaum hatte er den Boden berührt, wurde er erschossen. In diesem Moment überkam mich ein furchtbares Gefühl der Scham. Ich schämte mich, weil der englische Soldat nicht leben durfte. Ich schämte mich aber auch, weil ich zugesehen hatte, wie ein Wehrloser getötet wurde von unseren Leuten. An dem Tag begann meine Ernüchterung. Vorher hatte ich noch die Sprüche vom Endsieg und der Wunderwaffe nachgeredet. Damit war nun Schluss. Ich fing an, kritisch über den Krieg nachzudenken und bekam ein Gefühl von Schuld, weil wir doch mit dem Töten angefangen hatten. Aus dem Abstand der Jahre sehe ich heute klar, wie sehr ich mich von der Ideologie der Hitlerjugend habe täuschen lassen. Was ich bis heute nicht begreife: dass wir so Schreckliches erlebt hatten und damit so alltäglich umgegangen waren. Sicher, das gab Schutz, aber mich beunruhigt diese Banalität des Bösen.«

Vorwärts, nichts wie vorwärts!

Wieder halte ich inne, weil ein Strom von Menschen vor meinem inneren Auge sich endlos weiter bewegt. Weiter, immer weiter, Menschen unterwegs, Menschen auf der Flucht, Menschen mit Koffern in beiden Händen, einem Rucksack, Menschen mit Kindern an der Hand. Auch die Kinder sind beladen, tragen Beutel und Säcke auf dem Rücken, gehen mit im Rhythmus der Kolonne, weiter, immer weiter.

»Mama, ich kann nicht mehr.« »Geh weiter, denk an etwas anderes.«

»Mama, ich kann nicht mehr.« »Geh weiter, denk nicht dran.«

»Mama, meine Füße tun weh.« »Geh weiter, Junge, wir müssen weiter, dann schaffen wir es noch ins nächste Dorf vor der Nacht.«

»Mama, ich hab Hunger.« »Denk nicht dran, geh weiter.«

Kinder werden weiter geschoben, die kleinen Beine bewegen sich. Wer Glück hat, darf für eine Weile auf den Kutschbock eines Fuhrwerks, sitzt stolz neben dem Kutscher, erleichtert, vor Glück strahlend. Der Fuhrmann lässt die Peitsche knallen, *dass laut es in den Ohren knallt, he Fuhrmann he, he Fuhrmann he …* und brummt: »Nu, mein Jungchen.« Wie gut das tut, mal wieder als Jungchen, Marjellchen, lütte Deern oder Kleine angesprochen zu werden. Es sind kostbare Momente des Glücks inmitten einer Welt der Zerstörung. Die Augen fallen zu, das Kind schläft, sein müder Körper lehnt sich an den rauen Mantel des Mannes, der das Fuhrwerk lenkt. Schlafen dürfen, geborgen im Ungeborgenen.

Am Abend bei der Ankunft in der nächsten Stadt erst aufwachen. Wenn es das Schicksal gut meint, gibt es ein Nachtquartier bei guten Leuten. Warmes Essen, eine geheizte helle Stube mit Menschen, die am Tisch sitzen und Fragen stellen, die wissen wollen, wie das ist, wenn die Front näher kommt. Erzählen dürfen von dem, was zurückliegt. In Gesichter schauen, die es gut meinen. Danach in einem richtigen Bett liegen, sich ausstrecken dürfen, schlafen mit dem Geruch frischer Bettwäsche in der Nase. *Der Mond ist aufgegangen, die gold'nen Sternlein prangen am Himmel hell und klar.*

Für einige Tage bleiben dürfen, weil im Haus Platz ist, weil es genug zu essen gibt und die wund gelaufenen Füße

Schonung brauchen. Tage ohne Bombenalarm, die Front scheint weit weg zu sein. Der Krieg hat eine Pause eingelegt. Kinder liegen im Gras auf der Wiese. »Erzähl doch mal, wie das ist, wenn Fliegerangriff ist.« Endlich dürfen die Kinder reden, tauschen sich aus mit fremden Kindern, die für wenige Tage zu Freunden werden. Darüber staunen, dass es Kinder gibt, die noch nie das Sirren der Bomben gehört haben.

Fast scheint es, als ob die Ausgebombten beneidet werden. »Das alles habt ihr echt erlebt? Das sind ungelogen echte Granatsplitter?« Nach einigen Tagen geht es weiter. Ein paar Granatsplitter wechseln den Besitzer. Weiter geht es, es muss weiter gehen.

Menschen unterwegs, einige machen Rast unter einem großen Apfelbaum. Es ist Spätsommer, die Wiese liegt voll mit Äpfeln. Es riecht nach Erde und dem kommenden Herbst. Die Sonne hat ihre wärmende Kraft noch nicht eingebüßt. Auf dem Wiesenboden liegen, in die Wolken schauen. Auch sie ziehen vorüber. Dann geht es weiter. Die Jahreszeiten wechseln, das Wetter verändert sich, doch immer noch ist der Zug der Menschen unterwegs.

Manchmal bleibt einer am Rande sitzen, ein anderer beugt sich über ihn. Die Kräfte sind erschöpft. »Lasst mich, ich komme nach.« Selten ist einer nachgekommen von denen, die nur ein wenig ausruhen wollten.

Zusammenbleiben, sich im Strom der Menschen bewegen, nicht aus dem Tritt kommen, nicht den Anschluss verlieren, nicht verloren gehen. Nicht immer ist es gelungen. Auch Kinder gingen verloren. Der Bruder verlor die Schwester, und das Kind fand die Eltern nicht mehr.

Ich hab noch einen Koffer in Berlin

Menschen sind oft wochenlang unterwegs, laufen um ihr Überleben, bewegen sich vorwärts wie Getriebene und haben doch nur einen Wunsch, endlich Rast machen zu können. Ausruhen, die Last des Tages ablegen, die Bilder des Schreckens, die Todesangst, die allgegenwärtige Bedrohung und den Hunger hinter sich lassen. Vergessen-Können war eine Wohltat, Verdrängen das Gebot der Zeit. Belastende Erlebnisse abspalten, zurücklassen in einem imaginären Koffer, der all das enthält, was am Weiterleben hindern könnte.

Der Schlager vom vergessenen Koffer wird zum Motto der Auseinandersetzung mit der Kriegskindheit. Das vage Gefühl, etwas vergessen zu haben und nicht zu wissen, was es ist. Habe ich nicht doch noch etwas übersehen? Muss ich nicht nochmals hin? Schon sind Gedanken und Fantasien wieder in der Kriegszeit. Ein Koffer wird zum Objekt der Erinnerung. Ob sich sein Inhalt in den langen Jahren seither verändert hat? Wie war das damals, als ich meine Erinnerungen zurückließ?

»Ich hab noch einen Koffer in Ostpreussen,« sagt eine Frau. »Dort bin ich aufgewachsen, bin in die Schule gegangen. Dann war Schluss, die Flucht begann. An die habe ich sehr lebhafte Erinnerungen. Aber aus der Zeit vor der Flucht fehlen mir innere Bilder. Da ist der Film gerissen. Mir fehlen die Erinnerungen an die guten Kindheitsjahre auf dem Land unweit von Königsberg. Wir waren eine große Familie. Ich hatte einen Hund und viele Freunde. Alles war unbeschwert und gut. Vielleicht finde ich den Koffer voller guter Ereignisse durchs Erzählen wieder. Am liebsten würde ich eines Tages dort hinfahren; dann stoße ich vielleicht auf das gute Heimatgefühl meiner Kindheit. Die Eindrücke sind ja in mir. Ich kann nur hoffen, dass sie wieder ins Bewusstsein kommen.«

»Ich hab noch einen Koffer in Hamburg«, sagt ein Mann, »der steht dort, seit wir ausgebombt wurden. In einer Nacht war alles hin, das Haus und ein Großteil der Familie. Überlebt habe ich mit meinen zwei Tanten, die haben mich großgezogen. Natürlich konnten sie das Loch in meiner Seele nicht stopfen. Ich sehne mich nach meiner Mutter und den Geschwistern, nach dem Vater, den ich nie gesehen habe, nach dem guten, verlässlichen Leben, das mir der Krieg genommen hat. Der Geruch meines Zimmers, meine Spielsachen und Bücher – ja, ich hab noch einen Koffer in Hamburg. Vielleicht taucht er ja mal in einem Traum auf.«

»Ich hab noch einen Koffer in Dresden«, sagt ein Mann. »Als im Fernsehen gezeigt wurde, wie die Menschen durch die brennende Stadt liefen, wusste ich auch warum. Ich war einer von ihnen. Tagelang konnte ich kaum schlafen und hatte eine quälende Unruhe in mir; immer wieder sah ich alles vor mir. Der Schleier ging weg, die Erinnerungen kamen zurück. Meine Großmutter war krank; meine Tante, meine Mutter und meine große Schwester und ich waren in der brennenden Stadt. Meine Schwester musste sich um die gebrechliche Oma kümmern. Meine Tante hatte die Idee mit den nassen Tüchern, die wir uns um Gesicht und Kopf banden. Woher sie das Wasser hatte, weiß ich nicht. Jedenfalls hat uns der nasse Teppich auf dem Kopf vor der brutalen Hitze der Flammen geschützt. Hinterher bekam ich Asthma, immer wieder die Todesangst vor dem Ersticken. Die Luft hat einfach nicht gereicht. Das war alles in dem Koffer, den ich in Dresden zurückgelassen habe.«

»Ich hab noch einen Koffer am Bahnhof einer Stadt, deren Namen ich vergessen habe«, sagt eine Frau. »Dort hatten wir den Zug, der uns ins Reich bringen sollte, verlassen müssen. Ich saß mit meiner Familie auf dem Bahnsteig. Wir wussten nicht, ob es überhaupt noch weitergeht. Ich höre noch das Sirren in der Luft, wenn Flugzeuge über den Bahnhof flogen. Ich bin unter meine Mutter gekrochen. Wir hatten Glück – nicht weit weg von uns gab es einen Einschlag, der Menschen zerrissen hat. Meine Mutter hat mir die Augen zugehalten, ich sollte ja nichts mitkriegen, aber ich kann mich sehr deutlich erinnern. Das Bild ist aufgetaucht nach so vielen Jahren – muss wohl in dem Koffer am Bahnhof drin gewesen sein.

Ich bin auch noch auf etwas anderes gestoßen. Als Kind habe ich es nicht verstanden, wunderte mich über die Züge, die nicht hielten und nur ganz kleine vergitterte Fenster hatten. Wenn sie vorbeifuhren, sagte meine Mutter: ›Guck weg!‹ Etwas Ungeheures war in der Luft, das ich nicht verstand, aber deutlich spürte. Heute weiß ich: Der Bahnhof, in dem wir warten mussten, lag an der Strecke zu einem Vernichtungslager. In den Waggons waren Menschen eingepfercht, die getötet wurden.«

»ICH HAB NOCH EINEN KOFFER IN DEM DORF IN BAYERN, in dem ich mit meiner Mutter und meinen Geschwistern evakuiert war. Wir kamen aus dem Ruhrgebiet, waren ausgebombt, und meine Mutter war schwanger. Wir lebten auf einem Bauernhof, hatten es gut dort, aber meiner Mutter machte ihr Zustand zu schaffen. Schon bei meiner Geburt hatte der Arzt gesagt, jetzt sei es genug, noch ein Kind würde sie nicht überleben. Das habe ich erst viel später von meinem Onkel erfahren. Sie ist bei der Geburt verblutet. Mit einem Schlag waren wir fünf Geschwister Waisenkinder mit einem Säugling, der die Mutter das Leben gekostet hatte. Die Umstände dieser Geburt waren furchtbar. Dankbar bin ich meinem Onkel, der als Kriegsversehrter nicht mehr an die Front musste und sich für uns einsetzte. Die Bauersfrau behielt den Säugling bei sich, sie wollte das arme Hascherl nicht ins Heim geben. Das war alles in meinem Koffer eingelagert. Gott sei Dank konnte ich als Kind gut verdrängen, aber nun bin ich dabei, die Erinnerungen zu sichten.«

»ICH HAB NOCH EINEN KOFFER IM HAFEN, von dem das Schiff abfuhr, das uns in den Westen brachte«, sagt ein Mann. »Mir ist nur ein Erinnerungsbild geblieben: Ich schwebe als kleiner Junge in der Luft und sehe vor lauter Masten nicht, was eigentlich los ist. Damals hatte ich nicht begriffen, warum so viele Menschen um das Schiff herum standen und weinten. Heute weiß ich, es war nicht Platz für alle. Die Angst muss groß gewesen sein, weil jeder wusste, wie schnell die Russen kommen. Vielleicht ist es das Bild meiner Angst, den Boden unter den Füßen zu verlieren. Ich war ja noch nie am Meer, und nun sollte ich übers Meer fahren. Ich muss da nochmal hin, vielleicht finde ich das Vergessene.«

8 Der Kampf ums Überleben – die Ressourcen

Im Kampf gegen den Krieg sollten die Frauen
die Führerinnen sein.
Es ist die ihnen gemäße Aufgabe.
(Mahatma Gandhi)

Kurz vor ihrem Tod richtete sich eine fast achtzigjährige Frau im Bett auf und sang mit kraftvoller Stimme das Lied: »Ich hatt' einen Kameraden ...« Die Umstehenden dachten zunächst, sie singe ein Loblied auf ihre Ehe. Ihr Mann war kurz nach dem Krieg an den Folgen seiner Kriegsverletzungen gestorben, und allen wurde bewusst, dass für diese Frau, die sich alleine mit ihren vier Kindern durch den Krieg geschlagen hatte, das Leben offensichtlich ein ständiger Kampf gewesen war. Die Sterbende war eine der Kriegsmütter, die nie über ihr Los geklagt hatten. Im Angesicht des Todes brach jedoch etwas aus ihr heraus und fand Ausdruck im Lied des Soldaten, der seinen gefallenen Kameraden betrauert. Das Leben – ein Kampf. Mütter im Krieg kämpften um die Fortdauer des Lebens.

In diesem Kapitel möchte ich mehr darüber erfahren, wie dieser Kampf um die Familien ausgesehen hat. Ich suche eine Antwort auf die Frage: Welche Ressourcen hatten Mütter und Kinder, um der großen existentiellen Belastung entgegenzuwirken? Ebenso interessiert mich die Bedeutung der Geschwisterbeziehungen und der Vorgang der *Parentifizierung* in einem vaterlosen Familiensystem. Darüber hinaus werde ich das familiäre Umfeld mit einbeziehen und zeigen, welche besondere Rolle die Großeltern eingenommen hatten.

Kriegsmütter

Der Begriff *Kriegsmutter* löst ambivalente Gefühle in mir aus. Eine Mischung aus großer Dankbarkeit, Liebe, dem Wunsch nach Nähe. Aber auch ein Berg von Schuldgefühlen erhebt sich, weil die Kinder gerade diesen Müttern so viel verdanken. Aus der emotionalen Verstrickung mit der Kriegsmutter ist mancher sein Leben lang nicht herausgekommen. Die Kampfgemeinschaft von Mutter und Kind war häufig einengend, durfte nicht hinterfragt werden, vertrug keine Konflikte, kein Eigensein. Die Redensart: »Ich habe es in den Jahren des Kriegs ja nur gut gemeint!« errichtete ein Tabu, an dem schwer zu rühren war. »Weißt du noch, damals an Weihnachten?« – und schon steht das grau gewordene Kriegskind mit gefalteten Händen neben der Mutter in der eiskalten Kirche und wartet auf das Christkind, das gerade im Krieg so wichtig war für die Großen und die Kleinen.

Fragen tauchen auf. Was ist eigentlich das Besondere an diesen Müttern, die mit ihren Kindern durch die Jahre des Krieges gingen? Unsicher bin ich, ob die Bezeichnung *Kriegsmutter* eine Auszeichnung ist, denn es heißt ja auch, Mutter des Mangels sein zu müssen, täglich gegen das Fehlende anzukämpfen.

Bevor ich bei den Müttern des Zweiten Weltkrieges bleibe, stehe ich neben den Trümmerfrauen der Nachkriegszeit. Abgemagert sind auch sie, aber sie werden nicht müde, die Ruinenlandschaft umzugraben, um Platz zu schaffen für den Wiederaufbau. Sie verrichten schwere körperliche Arbeit und schaffen sich dadurch den Krieg aus dem Leib. Sie liefern einen Beweis für die große Power der Frauen. Für einige Zeit wird ihr Einsatz für die neu sich formierende Gesellschaft der Nachkriegsjahre hoch geschätzt. Ihr Bild hat in Geschichtsbücher Einlass gefunden.

Und wer sang das Loblied der Kriegsmütter? Sie waren im NS-Staat sehr geachtet, denn von Anfang an hatte der Nationalsozialismus der deutschen Mutter eine herausragende Stellung eingeräumt. Das Mutterkreuz als Dank für viele Kinder war Ausdruck dieser Wertschätzung. Als der Krieg vorbei war und deutlich wurde, dass auch die Mütter im Dienste der NS-Ideologie instrumentalisiert worden waren, fingen die kinderreichen Mütter an, sich ihres Ordens zu schämen. Auf einmal war nicht mehr gut, was zuvor einen hohen Wert gehabt hatte.

Wache halten für das Vaterland

Meine Erinnerungen führen mich an meinen Lebensanfang zurück. Dort finde ich eine Mutter wieder, die in Zeiten des Krieges ein Kind gebar, wie so viele andere Mütter auch. Ich möchte mehr wissen über das emotionale Umfeld, in das ich hineingeboren wurde, schließlich spielt es eine große Rolle für den Werdegang eines Kindes. Wie war das eigentlich mit dem »Resonanzraum Krieg« im Inneren der Mütter? Welche Rolle spielte er für die emotionale Entwicklung der Kinder? War denn überhaupt Raum für ein Kind in der Herberge in diesem eisigen Winter 1941?

Mit der Muttermilch habe ich die Trauer meiner Mutter über das Schicksal der Soldaten im kalten russischen Winter aufgenommen. Frauen gebaren Kinder, und in ihren Herzen brannte zugleich die Sorge um die Vermissten, Gefangenen und Gefallenen. Die Schwester bangte um das Leben des Bruders, die Frau um das Leben des Mannes, dessen Kind sie geboren hatte. Es herrschte große Trauer im Land, auch wenn die Propaganda ihre verlogenen Sätze darüberstülpte.

Kriegsmütter waren Frauen, denen der Umgang mit dem Tod ins Buch des Lebens geschrieben worden war, ihren

Kindern auch. Die Trauer teilte sich vor allem den Neugeborenen und ganz kleinen Kindern ungefiltert mit. Eine
Frau erzählt: »Mein älterer Bruder hat mir das berichtet. Irgendwann wollte ich von ihm wissen, wie der Alltag bei uns
war, als die Stadt am Ende des Krieges in Schutt und Asche
gelegt worden war. Er sprach von den Tränen meiner Mutter, die sie jedes Mal weinte, wenn sie mich stillte. Sie weinte
über das Elend, das uns alle heimgesucht hatte. Vielleicht
weinte sie aber auch, weil sie sich das Leben mit ihrem heiß
ersehnten Töchterchen ganz anders vorgestellt hatte. Nie
hat sie darüber mit mir gesprochen. Aber durch den Bericht
meines Bruders wurde das Bild der weinenden Mutter,
die mit ihrer Milch und ihren Tränen ihr Kind stillt, zu einem Symbol meines Lebensanfangs. Das hat mein weiteres
Leben überschattet und wirkt bis heute. Oft spüre ich Wut
deswegen, zugleich auch Lethargie, die sagt: Was soll's? Wie
oft hatte ich mit diesem Ohnmachtgefühl in mir zu kämpfen. Immer dann, wenn Neues in meinem Leben anstand,
über das ich mich eigentlich hätte freuen können, deckte
die Ohnmacht alles zu, und große Angst packte mich. Der
Kampf bleibt. Mein Lebenskampf. In meinen Träumen tauchen oft Ruinen auf. Dann bin ich wieder in meiner Heimatstadt und denke beim Aufwachen an das, was ich als
Erstes wahrgenommen hatte: Zerstörung, Ruinen, Häuser-
fassaden ohne Inhalt und eine weinende Mutter.«

Es ist schwer zu bestimmen, wo die Kriegsmutter auf-
hört und die Person des Kindes beginnt. Eingebunden in die
mütterliche Struktur scheint es zu verschwinden. Mutter
und Kind bilden ein System fein aufeinander abgestimmter
Austauschprozesse. Das Kind verkörpert neues Leben und
weist auf die Zukunft hin, es mobilisiert mütterliche Kräfte
auch in ausweglos erscheinenden Situationen. Manche
Kriegsmutter hätte längst aufgegeben, aber die kleinen Kin-

der hielten sie am Leben. Sie hatten diese Mutter ja auch gerne, und ihre kleinen Gesichter und Hände weckten Gefühle von Zärtlichkeit und Liebe.

Eine fast hundertjährige Frau erzählt: »Als der Krieg dem Ende zuging, war ich hochschwanger, lebte damals in Berlin. Jedes Mal, wenn ich mit meinem dicken Bauch zum Bunker ging, lief ich nicht nur um mein Leben, sondern auch und vor allem um das meines Kindes. Sobald ich die Sirene hörte, hatte ich nur noch einen Gedanken: Ich will, dass mein Kind lebt! Ich schimpfte manchmal zum Himmel hoch und sagte, ihr kriegt uns nicht, das wäre doch gelacht! Das klingt heute lustig, aber solche Worte haben Kraft gegeben und Mut gemacht. Wie ein Mantra habe ich mir immer wieder dieselben Worte vorgesagt: Ich will, dass dieses Kind lebt!«

Der Alltag im Krieg war anstrengend, nie voraussehbar und immer gefährlich. »Natürlich waren wir ausgebombt«, berichtet ein Mann. »Das waren fast alle in unserer Straße, aber wir hatten großes Glück. Wir hatten einen Unterschlupf gefunden in einer geschützten Ecke eines ausgebrannten Lagerraumes. Meine Mutter hatte dort hingeschleift, was wir unter den Trümmern gefunden hatten. Ich war damals zehn Jahre alt, kann mich also gut daran erinnern. Wichtig war, dass wir alle beisammen waren. Nachts lagen wir wie die Tiere im Stall ganz eng beieinander und wärmten uns gegenseitig. Wir fühlten uns geborgen, denn Mutter war da!«

»Es war immer ein großes Gemenge von sehr unterschiedlichen Ereignissen und Gefühlen«, sagt ein anderer Mann. »Da fällt eine Bombe neben unser Haus, die Todesangst ist groß, und am selben Tag wird ein Kind geboren. Am Abend bringt uns ein alter Onkel einen großen Eimer Kartoffeln aus seinem Garten. Diese Mixtur aus Tod und

Leben hat unseren Lebensanfang bestimmt. Meine Mutter war tagsüber hart wie ein Fels, aber nachts hörte ich sie weinen.«

Haltung bewahren

Für Mütter und Kinder beginnt nach dem Angriff der bange Weg die Kellertreppe hoch. Geblendet vom Tageslicht, stolpern sie über Brocken von Mauerwerk und sind froh, wenn keine Toten oder Verletzten auf der Straße liegen. Die Luft ist noch erfüllt von der tödlichen Gewalt, die Erde ist aufgewühlt, tiefe Krater haben sich in den Boden gebohrt. Die gewohnte Umgebung ist so verändert, dass es schwer ist, sich darin zurecht zu finden.

Mütter und Kinder nähern sich der eigenen Wohnung, sind erleichtert, wenn noch alle Scheiben in den Fenstern sind, die Ziegel das Dach noch schützen, und betreten die Küche, die kalt und abweisend wirkt. Übermüdete Kinder werden ins Bett gelegt. Der Überlebenskampf an der Heimatfront ist hart, immer mehr wird er ein Kampf um das tägliche Brot. Wer hat noch Milch für die Kinder? Wer hat noch Kühe oder Ziegen im Stall? Reicht die Zeit, dort hinzugehen, solange die Kinder schlafen, oder ist mit einem neuen Angriff aus der Luft zu rechnen?

Kriegsalltag, Mütteralltag, der keine natürliche Ordnung mehr kennt, weil der Heulton der Sirene alles über den Haufen wirft. Was Kinder sich vorgenommen hatten, wurde von den Müttern mit dem immer gleichen Satz begleitet: »Das geht aber nur, wenn es keinen Fliegeralarm gibt.« Es sind alleingelassene Mütter, die Haltung bewahren. Die Väter sind im Krieg, leiden unter der Trennung von der Familie, erfahren oft nicht, wie schlimm es in den letzten Kriegsjahren in der Heimat zugeht, wissen wenig vom Kampf ihrer

Frauen ums Überleben. Mütteralltag macht klein, zermürbt, raubt Kraft, führt an den Rand des Zusammenbruchs und nährt gleichzeitig Kinder. Sie werden genährt mit dem, was noch zu haben ist, aber ihre Mägen füllen sich auch mit der Angst vor den allgegenwärtigen Gefahren.

Was die Mütter in dieser Notzeit geleistet hatten, wurde von der Generation der Kinder, die in eine freie und wirtschaftlich blühende Welt hineinwachsen durfte, manchmal übersehen. Bei Auseinandersetzungen wurde oft nicht deutlich genug unterschieden zwischen dem, was auf das Konto des Krieges ging und was die individuellen Leistungen der Mütter ausmachte. Es ist unfair, beides über einen Kamm zu scheren.

Die Auseinandersetzung mit der disziplinierten heldenhaften Mutter, die an der Heimatfront kämpfte, genoss im Dritten Reich eine hohe Wertschätzung, denn die Kriegsmütter bildeten ein Gegengewicht zur zerstörenden Macht des Krieges schon allein dadurch, dass sie Tag für Tag Nahrung zubereiteten, Wäsche wuschen, Kinder anzogen, Nasen putzten, sich ums Bauchweh kümmerten, volle Windeln wechselten und die Sehnsucht nach einer friedlichen Zeit nährten.

Die Mütter im Krieg bewahrten eine Haltung, die den Kindern zugute kam. Das mütterliche Ausstattungsprogramm für diese Grenzzonen des Lebens funktionierte und setzte sie in die Lage, das Notwendige zu tun. Wer die hageren und ausgehungerten Frauen in Filmen oder auf Fotos anschaut, staunt über deren Leistungen. Ein Mann erinnert sich: »Als wir unser Dorf verlassen mussten, sagte meine Mutter immer wieder zu mir ›Vorwärts in Strümpfen!‹ Das war ihre Parole; sie wurde automatisch auch Leitspruch meines kindlichen Denkens – und es hat geholfen.« Solche Durchhalteparolen richteten den Blick nach vorne und bewahrten davor, sich durch das Zurückblicken auf schlimme Ereignisse erneut zu belasten – anders als die alttestamentliche Gestalt von Lots Weib, die zurückblickt und durch den Anblick des Infernos beim Untergang von Sodom und Gomorra zur Salzsäule erstarrt.

Ein Mann, der in Hamburg die schweren Bombenangriffe erlebt hatte, sagt: »Wenn mich die Bilder von früher einholen, habe ich das Gesicht meiner Mutter vor Augen, die uns vier Kinder beim Voralarm der Sirene in die Küche zum Appell rief, jedem seine kleine Tasche mit den Dokumenten gab, in die sie manchmal auch eine Süßigkeit gesteckt hatte. So milderte sich die innere Unruhe und Angst. Woher sie die Kraft hatte, nach dem schrecklichen Angriff bei den Aufräumarbeiten zu helfen, ist mir rätselhaft. Sie hat durch ihr Vorbild gezeigt, dass es weitergeht und der Krieg auch mal ein Ende haben wird. Wir werden den Krieg überleben! Das war ihre mütterliche Prophezeiung. Wir Kinder glaubten ihr aufs Wort!«

Es waren mutige Frauen, die im Keller vor Angst zitterten, nach dem Angriff aber entschlossen in den Vorkeller gingen und sich einen Weg durch den Schutt bahnten, um in die zerstörte Wohnung zurückzukehren. Wer Glück hatte, konnte seine Wohnung noch abschließen. Wer Pech hatte, betrat eine fast leere Wohnung und sah die Spuren von Plünderung und Zerstörung. Da wurde auch die stärkste Mutter schwach, setzte sich auf den Boden, heulte und schimpfte über diesen Scheiß-Krieg, vielleicht auch über diesen Scheiß-Hitler. Und doch ging es danach weiter.

Auf der Suche nach den Ressourcen der Kriegsmütter höre ich häufig den Satz: »Meine Mutter richtete sich am Elend der anderen auf.« Sich am Elend der anderen aufzurichten, das noch schlimmer war als das eigene, das war eine wichtige Überlebensstrategie: »Ganz so schlecht haben wir es nun doch nicht.« Die Realität zurechtbiegen, die eigene Wahrnehmung um kleine Nuancen beschönigen – und schon fühlt sich auch das Kriegskind entlastet und vertraut den Mut machenden Worten der Mutter. Das von allen geteilte Leid wurde als gegeben hingenommen.

Gegen den Tod sind auch die Mütter machtlos

Aus der Distanz der Jahrzehnte geht mein Blick hinter die Fassaden der Ruinen. Ich sehe die Trümmerkinder spielen, im Trümmerhaufen buddeln, staune über ihren Spieltrieb, ihre Neugierde, ihre Anpassungsfähigkeit. Gleichzeitig stelle ich mir die Frage: Was hat der Anblick von Häuserruinen mit Kindern gemacht, die ihre Umgebung nur als zerstörte Welt wahrnehmen mussten? Wenn ich als Kind an der Hand meiner Mutter durch die Ruinenstadt Pforzheim ging, machten mir die leeren Fenster Angst, denn die Häuser kamen mir vor wie tote Wesen mit hohlen Augen, die mich anstarrten. Sicherlich spürte ich die Trauer meiner Mutter, die in einer Nacht alle ihre Freundinnen mit ihren Kindern verloren hatte. Meine Kinderaugen schauten in Abgründe des Grauens, wo kein Vogel sang, keine Blume blühte, kein Baum stand. Nur Grauen dehnte sich aus in endlosem Niemandsland. Dieser Eindruck bildete sich auf der Linse des kindlichen Auges ab und wurde zur Matrix der Vergänglichkeit. Doch das Leben war weitergegangen!

Mütter kämpften ums Überleben für ihre Kinder, verbanden Phosphorwunden an den Händen, auf den Köpfen, stemmten sich mit ihren Kindern gegen die Druckwelle des Feuersturms. Nicht immer war der Kampf siegreich. Oft hatte der Tod die Oberhand, nahm der Mutter das Kind weg und ließ sie zurück im Schmerz. Mütter im Krieg lernten die Geißel der Krankheiten kennen, die so viele kleine Kinder das Leben kostete. Eine Frau erinnert sich an den Tod ihrer kleinen Schwester: »Eines Morgens war meine kleine Schwester nicht mehr da, sie war ins Krankenhaus gekommen, weil sich der Verdacht auf Diphtherie als richtig herausgestellt hatte. Wenige Tage später standen wir Kinder neben einer in ihrem Schmerz erstarrten Mutter in der Leichenhalle. Das war schlimm, weil niemand mit mir und meinen Geschwistern darüber gesprochen hatte. Meine Tante hatte uns in schwarze Mäntel gesteckt. Die Erwachsenen ließen uns ungeniert in die offenen Särge der dort aufgebahrten Toten schauen. Das war ein Schock! Den Geruch von Tannenreisig und Leichenhalle habe ich noch heute in der Nase. In der Zeit danach wurde von meiner toten Schwester nur noch als Engel gesprochen. Sie wurde zum besonderen Kind, wie das oft geschieht mit toten Kindern. Eigentlich war dieses Erlebnis schlimmer als die Luftangriffe. Der Tod war hautnah in unsere Familie gekommen; meine Mutter war ab dieser Zeit erstarrt.«

Nach einem so gravierenden Verlust verändert sich das bisher stützende Konzept der Überlebensgemeinschaft. Die Rollen kehren sich um: Nun sind es die Kinder, die sich um die Mutter sorgen. Sensibel spüren sie ihre Not, passen sich ein, wollen sie entlasten, übernehmen Aufgaben im Haushalt, übernehmen Verantwortung, werden traurig beim Anblick der trauernden Mutter, die ihre überlebenden Kinder zu vergessen scheint, weil der Schmerz um den Tod ihres Kindes sie überwältigt. Sie versuchen unablässig, so brav zu sein, dass Mama wieder lächeln kann und zu den Kindern sagt: »Wenn ich euch nicht hätte!«

Für Kriegskinder bestand ein Teil des Kraft gebenden Mutterbodens aus dunklen Schichten. Ohne es zu wissen, balancierten sie ständig zwischen Tod und Leben. Den meisten gelang es, dem dunklen Mutterboden des Krieges zu entwachsen, weil sich im Laufe der Jahre neue Humusschichten aus geglückten Erfahrungen darüber legten, der Krieg keine Macht mehr zu haben schien. Wir haben überlebt. Wir haben uns behauptet und durften in einer neuen Zeit wachsen und uns entfalten. Wir durften Häuser bauen, Kinder kriegen, Berufe ergreifen, die zu uns passten, uns scheiden lassen, wenn wir wollten, neue Lebensformen ausprobieren und große Toleranz erleben. Von Zeit zu Zeit holt uns der Krieg aber doch wieder ein, melden sich die Ruinenbilder, sind die marschierenden Soldaten zu hören, heult die Sirene in Angstträumen, kommen Tiefflieger, schlägt das Herz im Takt der Panik.

Weihnachten im Krieg

Ältere Menschen, die vom Weihnachtsrummel der Überflussgesellschaft genug haben, erzählen gerne von Weihnachten in den Jahren des Krieges. Fast scheint es so, als ob dieses Fest gerade in Notzeiten seine spirituelle Kraft nachhaltiger entfaltet hat als sonst. Woran liegt das?

»Nichts hat meine Vorfreude gestört!«, meint ein Mann, der mit seiner Mutter und zwei Schwestern in einem Zimmer evakuiert war und dort die schönsten Feste seines Lebens gefeiert hatte. Den Vorwurf nostalgischer Verklärung lässt er nicht gelten, entscheidend für ihn war die innere Ausrichtung auf das Fest, die bereits wochenlang vorher begann. Kleinigkeiten wurden zu wertvollen Geschenken. Süße Plätzchen zum Beispiel waren eine echte Besonderheit, weil es ja sonst nichts gab.

Seiner Schwester war die Wiederkehr des Vertrauten wichtig. Jedes Jahr dasselbe Ritual mit ihrer Puppe. »Egal, ob Krieg war oder nicht, meine Schildkrötpuppe war ein paar Wochen vor Heiligabend verschwunden. Mutter sagte,

sie sei beim Christkind im Himmel, und dort bekäme sie
neue Kleider. Tatsächlich war es meiner Mutter gelungen,
aus einem Fetzen Stoff ein neues Puppenkleid zu nähen.
Das hat uns allen Kraft gegeben, auch wenn nur ein mickri-
ges Bäumchen im Zimmer stand. Das Wenige war der
Reichtum der Kriegsweihnacht. Auch die alte Geschichte
von der Geburt des Kindes. Wann sonst als in Kriegszeiten
trifft die Botschaft *Friede auf Erden* auf so offene Herzen?«

Sich an Rituale zu klammern war eine Überlebensstrategie im Krieg. »Unsre Mutter war glücklich, wenn sie singen konnte«, meint ein Mann, »und ich war überglücklich,
wenn ich sie singen hörte, denn dann konnte sie nicht weinen. Sicherlich ist das ein Grund, warum wir an Heiligabend alle Strophen der Weihnachtslieder gesungen haben.
Wer nach substanziellen Kräften im Krieg sucht, findet sie
an Weihnachten!«

Inmitten einer zerstörten Welt entsteht für eine kurze
Zeit eine Oase des Innehaltens. Da hat eines der Kinder Ge-
burtstag; der Mutter ist es gelungen, ein paar Rippchen
Schokolade als Überraschung aufzutreiben. Das ist wie ein
Blick in eine andere Welt, und schon wird von der Zeit ge-
sprochen, als noch Frieden war. Leise Worte sprechen von
der Hoffnung, dass der Schrecken bald zu Ende sein möge.
Vielleicht wird das Kind seinen nächsten Geburtstag ohne
Krieg feiern.

Auf den alten Fotos sind die Familienfeste Hochzeit,
Taufe, Geburtstag, Verlobung, aber auch Beerdigung festgehalten. Der Krieg ist für wenige Stunden in den Hintergrund gerückt. Es gibt echten Bohnenkaffee und keinen
Muckefuck. Die Großfamilie vergewissert sich ihrer Beziehungen, spricht von denen, die gefallen sind, freut sich an
den Lebenden. Man sagt: Heute ist heute, wer weiß, was
morgen sein wird. Das Erleben im Augenblick wird inten-

siviert, kurz danach müssen die Männer wieder an die Front.

Der Zusammenhalt in der Verwandtschaft war eine Quelle großer Kraft. Es war ein Verdienst der Frauen, dass trotz dem Ernst der Lage und der Knappheit an Lebensmitteln Feste gefeiert werden konnten. Im unbeschwerten Umgang mit Menschen, die ihnen wenigstens an diesem Tag das Gefühl vermittelten, Boden unter den Füßen zu haben, fühlten sich die Kinder aufgehoben und geschützt.

Die Bedeutung der Geschwister

Geschwister bilden untereinander bedeutsame emotionale Beziehungen. Intensive Geschwisterbeziehungen werden vor allem dann aktiviert, wenn andere Beziehungen fehlen, wie das im Krieg durch die Abwesenheit des Vaters der Fall war. Jedes Kind trifft bei seiner Geburt auf eine ganz spezifische Familie, was gerade für die während des Krieges Geborenen bedeutsam ist. Nicht wenige beneiden die Älteren, in eine vollständige Familie mit Mutter und Vater hinein geboren worden zu sein. Innerhalb der Geschwisterreihe nimmt jedes Kind einen bestimmten Platz ein, was seine Sichtweise entsprechend beeinflusst. Mancher Streit unter den Geschwistern hat seine Ursache darin, dass jeder meint, den *wahren* Blick zu haben. Für die Erfahrungen ehemaliger Kriegskinder sind die Berichte und Erzählungen der älteren Geschwister zwar ein wichtiger Zugang zu den eigenen Erinnerungen, doch ist es wichtig, sich seine eigenen Sichtweisen zuzugestehen und sich nicht dem Dogma der Erinnerungen eines älteren Bruders oder einer älteren Schwester zu unterwerfen.

Kinder haben das Bestreben, ihre Eltern zu schützen und sind bereit, sie zu entlasten, indem sie sich selbst belasten.

Im Krieg gehörte es zu den Überlebensmustern im Familiensystem, dass ein Kind – meist war es der oder die Älteste – aus der Reihe der Geschwister ausgewählt wurde, um als Vertrauter der Mutter eine besondere Stellung einzunehmen. Diese sogenannte *Parentifizierung* geschah nicht aus Schwäche oder Eigennutz, sondern gehört ins Programm von Eltern und Kindern in extremen Situationen.

Für das älteste Kind führt das zur Entfremdung von den Geschwistern. Gegen die Wahl der Mutter kann es sich nicht zur Wehr setzen, eher fühlt es sich auserwählt und gibt seine bisherige Rolle gerne auf. Jungen übernahmen Aufgaben des Vaters, wurden gelobt, wenn sie ihr Kindsein hinter sich ließen und zum kleinen Mann an Mutters Seite wurden. Der Preis der großen Nähe zur Mutter war allerdings hoch.

Der älteste Bruder

Viele Väter verabschiedeten sich nach einem Heimaturlaub von ihren ältesten Söhnen mit den Worten: »Pass auf deine Mutter auf, Junge!« Das war ihr Vermächtnis. »Mit mir sprach meine Mutter über ihre Sorgen und Nöte. Ich konnte in ihrem Gesicht lesen. Wenn sie Angst hatte, sah ich das an ihren Augen. Ich habe sie dann irgendetwas gefragt, wollte sie ablenken. Sie teilte mir auch intime Dinge mit, und so bin ich ein frühreifes erwachsenes Kind geworden, das für die jüngeren Geschwister sorgte, immer zuerst an die anderen dachte und sich selber verleugnen lernte. Einen Teil von mir gab es nicht mehr, der war verloren gegangen. Wenn die jüngeren Schwestern herumalberten, lachte ich nicht mehr mit, dachte nur daran, ob die Kartoffeln für uns reichen oder ob die Marken für Brot und Milch genug sind.

Mutter und ich blieben auch nach dem Krieg in einer sehr engen Beziehung. Meine späteren Freundinnen hatten es schwer, gegen diese verschworene Mutter-Sohn-Beziehung anzukommen. Es hat sehr lange gedauert, bis ich andere Frauen nicht mehr durch die Augen meiner Mutter angesehen habe. Welche junge Frau kann schon einer Kriegsmutter das Wasser reichen? Mutter lebt noch. Jetzt, wo sie alt und hinfällig ist, merke ich, dass der Gedanke an ihren Tod mir Angst macht. Was mache ich ohne Mutter? Ich weiß, es ist nicht der ältere Mann von heute, sondern das Kriegskind, das sich um die Mutter sorgt – das alte Muster der Kriegszeit.«

Wenn die alt gewordene Kriegsmutter stirbt, beginnt für manches grau gewordene Kriegskind die Konfrontation mit Verlust-Ängsten. Was im Krieg der Super-GAU gewesen wäre, der Tod der Mutter, kann nicht verhindert werden. Gerade in dieser Zeit tauchen vermehrt Erinnerungen mit belastenden Gefühlen auf und beeinträchtigen die gewohnte Vitalität. Doch die Trauer um die Mutter führt letztendlich dazu, dem vergangenen Geschehen einen adäquaten inneren Platz zu geben.

Die älteste Schwester

Bisher war von Söhnen die Rede, welche die Leerstelle des Vaters ausfüllten. Es gab natürlich auch die älteren Töchter, die zur Stütze der Kriegsfamilie wurden. Ein Mann, dessen Mutter sich mit fünf Kindern durch den Krieg bringen musste, erzählt: »Wenn meine Schwester in der Uniform der Flakhelferin nach Hause gekommen war, fühlte ich mich sicher. Heute weiß ich, dass es die Uniform war, die mir das Gefühl des Schutzes gab. In den Augen des kleinen Jungen war sie eine Soldatin und damit eine wehrhafte junge Frau, die gegen die Flieger kämpfte. Auch nach dem Krieg blieb die große Schwester die Stütze meiner Mutter, die mit so vielen Kindern überfordert war. Wegen uns musste sie auf

eine ihr gemäße Berufsausbildung später verzichten, musste
unsere kränkelnde Mutter unterstützen. Während wir jüngeren Geschwister in die Aufbaugesellschaft hineinwuch-
sen, die gewünschten Berufe bekamen, war meine große
Schwester ein Opfer des Krieges.«

Eine gewisse Bitterkeit ist der ehemaligen Flakhelferin
auch heute noch anzumerken. Jahrelang war sie der Meinung,
die jüngeren Geschwister hätten es ihr eigentlich danken und
vergelten müssen, was sie geleistet hatte. Diese falsche Erwar-
tung war Anlass etlicher Konflikte. Am Ende waren die Konturen der Geschwister deutlicher, lagen die verschiedenen
Positionen offen, und die Große konnte sagen: »Ja, so war es,
ich akzeptiere es, ich kann es nicht mehr ändern und schließe
Frieden mit meiner Kriegsgeschichte. Ganz nüchtern das
Unabänderliche annehmen und stehen lassen.«

Das Stellvertreterkind

Kinder gehen dahin, wo sie gebraucht werden, sagt die systemische Psychologie. Im Krieg wurden sie gebraucht, um
das fragile Beziehungsgeflecht der Familie zu stabilisieren.
Sie taten dies auch um den Preis, ein Stellvertreterkind
zu werden und keinen eigenen Standort zum Wachsen zu
haben. Da die Kindersterblichkeit groß war, der Tod eines
Kindes in vielen Familien vorkam, wurden Kinder nachge-
boren, die häufig die Leerstelle des Verstorbenen einneh-
men mussten. Oft bekamen die Neugeborenen sogar noch
den Namen des Verstorbenen. Da mit Kindern damals
kaum über den Tod gesprochen wurde, kamen diese Geheimnisse erst nach vielen Jahren ans Licht. Die Stellvertre-
ter fühlten sich betrogen, waren verletzt und zweifelten an
ihrer Identität. Wer Glück hatte, fand Verwandte, die als Fa-
milienchronisten bezeugten, wie es war, als die Existenz der

toten Kinder nicht verschwiegen wurde. Auf diese Weise wurde jedem Geschwister die Chance gegeben, seinen Platz doch noch zu finden. Dieses Wissen fehlte in der Zeit des Krieges, doch können die Fehler der Vergangenheit heute korrigiert werden.

Die Willkür nationalsozialistischer Familienideologie zeigt sich im besonderen Schicksal eines Mannes, der als Stellvertreterkind aus seiner Familie herausgenommen worden war. Er wurde als Zwilling geboren und hatte noch einen Bruder. Kurz nach der Geburt der beiden Kinder fiel der 16jährige Sohn seiner Tante, der Schwester seiner Mutter: Er hatte sich als Freiwilliger gemeldet, und sein Tod wurde von der Familie als eine große Heldentat fürs Vaterland angesehen. »Was danach geschah, war irgendwie verrückt und zugleich auch verständlich: Ich wurde in die Familie meiner Tante gegeben. Meine Mutter, die zwei gesunde Kinder geboren hatte, wollte ihrer Schwester und ihrem Schwager eines ihrer Kinder schenken, um die Leerstelle des gefallenen Sohnes zu füllen. Ich wuchs also in der Familie meiner Tante auf, galt als ihr Kind, war ihr Stammhalter, sah in ihr meine Mutter, denn ich wusste ja noch nichts von dem Schwindel und sühnte für den gefallenen Cousin. Erst im Erwachsenenalter kamen die Dinge ans Licht. Seither geht ein Riss durch mein Inneres. Der ist zwar vernarbt, aber nicht geheilt. Deshalb habe ich keine Scheu zu sagen, ich bin ein Schwerkriegsbeschädigter.«

Schattenkinder

Wenn sich die Schatten des Krieges lichten, bildet sich zunächst ein diffuses Licht, in dem die Orientierung nicht leicht fällt, und doch beginnt für eine Frau auf diese Weise die Suche nach ihren Wurzeln. Sie wurde kurz vor Kriegsende geboren; der Vater war an der Front und danach in der Gefangenschaft. Bis heute weiß sie nicht, wer ihr Vater ist. Als Jüngste von fünf Geschwistern war sie das Kuckucksei. *Maikäfer flieg, der Vater ist im Krieg, doch der hat dich überhaupt nicht gezeugt!*

»Wenn du doch geredet hättest, Mutter, das denke ich noch heute. Mutter hatte nie darüber geredet, dass ich aus der Beziehung zu einem anderen Mann stamme. Dafür hat sie mich ganz eng an sich gebunden; zwischen uns entstand eine richtige Hassliebe. Als der Vater meiner Geschwister nach Hause kam, fing der Krieg in der Familie erst richtig an, denn er konnte ja rechnen und merkte, dass da ein weiteres Kind ist, das nicht von ihm sein konnte. Vertuscht und gelogen wurde damals viel, die Wahrheit wurde verdreht und verfälscht. In ihrem Dilemma machte mich meine Mutter zu einem Kind aus der Nachbarschaft, das keine Eltern habe und bei uns aufwachse. Ich galt als Findelkind, dabei hatte ich doch eine Mutter und einen Vater. Irgendwann bekam ich dann doch den Namen der Familie. An meinem zwölften Geburtstag spielte eine Tante die böse Fee und knallte mir die Botschaft ins Gesicht: ›Du bist nicht das Kind meines Bruders, dein Vater war ein anderer.‹ Sie sagte jedoch nicht, wer mein richtiger Vater sei. Das war hart! Am schlimmsten war, dass meine Mutter das Gespräch weiterhin verweigerte; selbst der nahende Tod hatte ihre Zunge nicht lösen können. Die Schatten meiner Kriegskindheit haben sich gelichtet, aber der Name meines Vaters liegt weiterhin im Dunkel!«

Als vom Krieg Beschädigte bezeichnet sich auch eine Frau, die als jüngstes Kind in einer Schar von sieben Geschwistern die undankbare Rolle des Schattenkindes innehatte. Sie war einfach nicht wichtig in dieser Familie und beneidete die große Schwester um die Nähe zur Mutter. Rivalitätsgefühle und quälende Gedanken der eigenen Minderwertigkeit überfielen sie oft. Ohnmächtig musste sie erkennen, dass der Platz an Mutters Seite bereits vergeben war. Im Schatten der Familie fand sie jedoch ihren Ort und spielte fortan die Rolle des Nichtsnutzes. »Unsre Mutter hatte eine äußerst strenge Auffassung von Erziehung, hatte auch eine leitende Position in der NS-Frauenschaft. Wir Kinder dienten als Aushängeschild für ihre besondere Hingabe an das Volk und den Führer. Von uns verlangte sie eiserne Disziplin, die sie mit drastischen Strafen erzwang. Lob hat sie nie ausgesprochen, dafür ein Übermaß an zersetzender Kritik. Ich entsprach offenbar voll und ganz ihrem Negativbild eines Kindes und wurde mit Missachtung hart bestraft, egal, ob wir unterwegs in den Luftschutzkeller waren oder in der Schlange um Lebensmittel anstanden. Heute weiß ich, dass meine Kriegsmutter in ihrer ungeheuren Anspannung beim Überlebenskampf ein Ventil gebraucht hatte. In unserer Familie war ich das Opfer.«

Geschwister gleichen emotionale Mängel aus

Geschwister waren wichtige Ressourcen im Krieg. Ihre körperliche Nähe, die Wärme ihrer Gegenwart waren jeden Tag verlässlich und gut. Tagsüber Streitereien, Rivalitäten, Futterneid, Eifersucht, am Abend beieinander im Bett liegen und sich gegenseitig schützen vor den Ängsten und Schrecken des Krieges. »Na, Schwesterchen, wär doch gelacht, das schaffen wir!« »Klar, Brüderchen, so schnell kriegt uns keiner unter!« Treues Zusammenhalten, Unkraut vergeht nicht. »Wart nur, bis mein Bruder kommt!« »Meine Schwester, die haut dich in Stücke!« Geschwisteralltag, der vor allem die Botschaft vermittelt: Es sieht zwar so aus, als ob die Welt untergeht, der Boden wackelt bedenklich, aber ich bin nicht allein. Mama ist traurig, aber neben mir ist mein Bruder, meine Schwester, die ziehen den Leiterwagen und sagen: »Komm, Kleiner, setz dich rein, mach dich aber ganz leicht!«

»Ich verdanke meinem Bruder mein Leben«, erzählt eine Frau. »Nach einem schlimmen Luftangriff in unserer Stadt war meine Mutter kopflos geworden, rannte mit meiner Schwester los, aber mich hat sie losgelassen. Dann bin ich mit meinen kleinen Füßen in den flüssigen Teer geraten und hab sie nicht mehr hochgekriegt. Ich hab gebrüllt, doch der einzige, der merkte, dass ich in Lebensgefahr bin, war mein Bruder. Der hatte eine lange Latte in der Hand, die konnte ich fassen. Es war trotzdem nicht leicht, mich aus dem zähen Teer zu ziehen. Zum Glück kamen andere Leute hinzu, mit deren Hilfe hat es geklappt. Ich war ein Häufchen Elend mit schwarzen Teerklumpen an Füßen und Händen. Ja, ich verdanke meinem Bruder mein Leben!«

Geschwister sind die Menschen, die uns am längsten durchs Leben begleiten. Diese Beziehungen vertragen Konflikte und Entfremdung. Mit Brüdern und Schwestern ist es wie mit gutem Wein: Je älter sie werden, um so kostbarer werden sie, weil sie Zeugen der Kindheit sind. Gerade für die älter gewordenen Kriegskinder ist es ein großes Bedürfnis, immer wieder gemeinsam Erinnerungen auszutauschen. Im Hinblick auf den Krieg sind die älteren Brüder oder Schwestern die Chronisten der Familie und werden für die jüngeren zu wichtigen Augenzeugen.

Die Bedeutung der Großeltern

Großeltern gleichen manches Gefühl der Instabilität bei Kindern aus und tragen dadurch, dass sie einfach da sind, zu einer Stärkung ihres Daseinsgefühls bei. Das ist nicht nur in Friedenszeiten Bestandteil der vitalen Beziehung zwischen

Enkelkindern und den älteren Mitgliedern der Familie. Auch in Kriegszeiten wirkten sie als Puffer, weil sie manche Belastungen der Kinder abmildern konnten. Was machte Großeltern im Krieg für die Kinder so kostbar? Vor allem sind es die Erfahrungen ihres schon lange dauernden Lebens. Sie hatten ja den Ersten Weltkrieg überlebt, und ihr Wissen über die Meisterung von Krisen hatte sich den Kindern mitgeteilt. Wenn Opa einen Weltkrieg überstanden hat und Oma mit der Not und den Hungerjahren Erfahrungen hat, dann schließen die Enkel daraus, dass auch bedrohliche Lebenssituationen meisterbar sind.

Unter den ehemaligen Kriegskindern gibt es deshalb auch solche, die heute sagen können: »Der Krieg hat mir nicht böse mitgespielt, was ich in erster Linie meinen Großeltern verdanke. Mit diesen Erfahrungen falle ich zwar aus dem Rahmen des Üblichen. Ich will das Leiden anderer Kinder nicht kleinreden, aber auf mich und meine Familie trifft es nicht zu. Mit meiner Mutter und meinen drei Geschwistern war ich wochenlang unterwegs von Allenstein nach Franken. Es war anstrengend zu Fuß. Manchmal fuhr sogar ein Zug auf der Strecke, und wir konnten ein Stück mitfahren. Unser Ziel war die Kleinstadt, in der meine Großeltern lebten. Aus Briefen wussten wir, dort hatte es noch nie Luftangriffe gegeben. Deshalb gab es nur ein Ziel: heim zu den Großeltern.

Auf dem langen Marsch kreisten unsre Gedanken fast nur um Opa und Oma. Meine Mutter hielt uns am Laufen, indem sie Geschichten aus ihrem Geburtsort erzählte, so dass wir den Eindruck gewannen, das halbe Dorf zu kennen. Das Haus der Großeltern wurde zum Inbegriff des guten Lebens und war für uns ausgehungerte und erschöpfte Kinder zunächst ein Paradies. Dann fiel aber doch eine Brandbombe aufs Dach, ein Balken hatte Feuer gefangen.

Da ist mein Großvater einfach raufgestiegen und schaffte es, das brennende Holz aus dem Dach zu lösen. Am Ende lag es verkohlt auf der Straße. Seither war Großvater ein Held für mich. Dieses Erlebnis hatte mir gezeigt: es kann zwar gefährlich werden, aber da ist einer neben dir, der kann die Bedrohung abwenden.

Als Kriegskind gehöre ich auch zu der Generation, die vaterlos aufgewachsen ist und deshalb auf Ersatzväter angewiesen war. Großvater füllte die Lücke aus. Nachts, wenn die Flieger am Himmel dröhnten, durfte ich manchmal mit ihm ins Freie. Er redete mit mir ganz offen darüber, dass der Krieg schon lange verloren sei und was danach aus Deutschland werden würde, das könne keiner sagen. Am Ende sagte er immer den selben Satz: Das Leben geht weiter, Junge, es geht immer weiter.«

Die hohe Wertschätzung und große Liebe zu den Großeltern schlägt sich auch in den Worten einer Frau nieder, die kurz vor Kriegsende geboren worden war, zur Unzeit, wie sie sagt: »Das war doch keine Zeit zum Kinderkriegen! Ich war ein Kind, das es eigentlich nicht hätte geben sollen. Meine Mutter wollte mich in ein Heim geben nach der Geburt, doch da protestierte meine Großmutter und machte es möglich, dass ich in ihrem Haus geboren wurde. Wenige Wochen nach meiner Geburt verschwand meine Mutter, sie wollte den Vater ihres Kindes suchen gehen. Aber sie hat ihn nie gefunden. Was soll's, ich war in guten Händen. Es gab genug zu essen; die Großeltern hatten einen sehr großen Garten. Der Krieg hat um den kleinen Ort einen Bogen gemacht. Großvater meinte, die Soldaten hätten uns einfach vergessen. Wenn ich zurückdenke, wurde ich zwar zur Unzeit geboren, habe aber viel Liebe erfahren.«

In den Gesprächen mit Menschen, die während des Krieges ihre Großeltern als zuverlässig erfahren hatten, wird deutlich, dass ihr Lebensgefühl dadurch weniger brüchig war. Sie fühlten sich gehalten, obwohl auch ihnen die Entwurzelung durch Flucht und Vertreibung zusetzte. Sie lernten den Schmerz der Alten kennen, der sich wie ein dunkler Schleier über die Großfamilie legte. Er wich jedoch, sobald diese mit dem Erzählen anfingen. Dadurch wurde eine Brücke zur Vergangenheit gebaut, und bei den Enkeln bildete sich ein Bewusstsein für die geschichtliche Dimension ihres Lebens.

Eine Frau singt das Loblied ihrer *Baba*: »Mein Überleben verdanke ich unserer Baba, so nannten wir die Großmutter. Sie war eine große und starke Frau, trug lange Röcke, hatte immer ein Kopftuch auf und ein runzliges Gesicht, das sie in Falten legte, wenn sie mit etwas nicht einverstanden war. Natürlich hatte sie das Oberregiment bei uns. Meine Mutter litt sehr unter der Ungewissheit über das Schicksal meines Vaters. Sie weinte sehr oft, stand am Fenster und hatte keinen Blick für mich. Ganz anders die Baba, die brachte mir das Stricken bei, erzählte von früher. Da war die Welt gut, trotz der Turbulenzen.«

Die Großeltern stabilisierten nicht nur die Existenz der Enkel. Die Großväter füllten darüber hinaus das durch die abwesenden Väter entstandene Vakuum an männlichen Rollen aus. Manche der älteren Männer nahmen am Produktionsprozess des Krieges teil, so dass die Enkel durch sie mit der Arbeitswelt in Berührung kamen. Für die sich entwickelnde Identität der Kriegskinder waren das wichtige Erfahrungen. Nicht jeder Junge wollte ein Soldat wie der Vater werden. Da war es gut, dass es Großväter gab, die andere Berufsgruppen vertraten.

Nicht immer waren die Großeltern die Schutzpersonen für Kriegskinder. Oft war es umgekehrt: Die Enkel mussten sich um die gebrechlichen alten Menschen kümmern, Großmutter und Großvater am Arm nehmen, um sie sicher in den Bunker zu bringen. Eine Frau erinnert sich: »Wir waren ein eingespieltes Team in der Familie, jeder hatte seine Aufgaben und wusste, was zu tun war, sobald die Sirene heulte. Ich war mit meiner Schwester für die Großeltern zuständig. Oma war fast blind, und Opa war halt schon sehr tatterig. Sie brauchten jemanden neben sich, der sagt, wo es lang geht. Ich hab sie gerne geführt, habe aber auch oft Angst gehabt, weil die beiden nur so langsam gehen konnten. Da hab ich manchmal gebetet: Lieber Gott, lass die Flieger erst kommen, wenn wir im Bunker sind! Das hat geholfen.«

9 Widerstandsfähige, resiliente Kinder

In einem Interview über Kriegskindheit fragte mich eine junge Journalistin, wie aus diesen belasteten Kindern aufrechte Erwachsene werden konnten. Nach ihrer Sichtweise hatten sie all das erlebt, was man Kindern eigentlich ersparen will, wovor man sie schützen sollte: Die Konfrontation mit destruktiven Kräften, Zerstörung, Hunger, Verlassenheit, Gewalt, Vaterlosigkeit, Tod, Kälte, Entbehrung, Krankheit. Die Liste der Defizite lässt sich fortsetzen. Die psychologisch versierte junge Frau hatte auch schnell für jeden erlebten Mangel in der Kindheit ein daraus resultierendes Krankheitssymptom parat. Doch offensichtlich sprengen die ehemaligen Kriegskinder mit ihren Biografien den Rahmen dieses Denkens.

Wieso ist aus dem Jungen, der ein großes Geschick beim Klauen von Nahrungsmitteln für seine Familie hatte, kein Krimineller geworden? Was wurde aus dem kleinen Mädchen, das genau wusste, wie es an die volle Milchkanne des Bauern herankommt, ohne dass der Hund zu bellen anfängt? In Zeiten der Not herrschen im Umgang mit Besitz ganz eigene Gesetze. Es sieht so aus, als ob dies auch für die Entwicklung der Kinder gilt. Deshalb werde ich der Frage nachgehen, wieso der Krieg dem einen Schaden zugefügt hat, dem anderen aber nicht? Was machte Kinder so widerstandsfähig, dass ihnen auch extreme Belastungen nicht nachhaltig geschadet haben?

Erkenntnisse aus der Resilienzforschung

Nachdem lange Zeit die Auswirkungen von Mangel und Entbehrung für die Entwicklung eines Kindes im Zentrum der Forschung standen, hat sich heute diese Sichtweise verändert. Nun sind die Kinder interessant, die mit schwierigen Lebensumständen gut fertig werden, weil sie elastisch mit Belastungen umgehen können. Unverwundbar sind sie nicht, aber fähig, Krankheiten und Krisen durchzustehen und daran zu reifen. Offensichtlich haben diese *resilienten* Kinder die Fähigkeit, sich auch unter kinderfeindlichen Bedingungen das zu holen, was sie für ihre Entwicklung brauchen.

Ihre psychische Widerstandsfähigkeit lässt sie biologische, psychische und psychosoziale Entwicklungsrisiken meistern. Kriegs-Erfahrungen zählen zu den schlimmsten Bedrohungen der kindlichen Entwicklung, doch resiliente Kinder schaffen es, diese Risiken zu vermindern oder zu kompensieren. Ihnen gelingt der Ausgleich negativer Einflüsse, indem sie Fähigkeiten zur Bewältigung entwickeln.

In der Resilienzforschung wird das Kind nicht länger als ein passives Wesen angesehen, sondern als ein aktiver Bewältiger und Mitgestalter seines Lebens. Resiliente Kinder rechnen mit dem Erfolg eigener Handlungen. Sie gehen Problemsituationen aktiv an und nutzen ihre Ressourcen, Talente und Kontrollmöglichkeiten. Mit dieser Einstellung verändert sich das Stress-Ereignis und wird zur Herausforderung.

Hatte der Krieg nicht alle Möglichkeiten, selbstwirksam zu sein, außer Kraft gesetzt? Hatten Kinder sich nicht als ohnmächtig erlebt, weil Krieg nicht kontrollierbar ist? Durchaus nicht: Die Kinder konnten in ihrem begrenzten und oft bedrohlichen Umfeld aktiv werden und sich als selbstwirksam erleben – bei Aufräumarbeiten nach einem

Fliegeralarm mithelfen, einer durstigen alten Frau im Keller Wasser geben, einer Mutter ihr kleines Baby für eine Weile abnehmen, den schweren Rucksack länger tragen als verlangt, jeden Abend allein die Fenster verdunkeln, das alte Ehepaar, das immer so traurig im Bunker saß, weil ihr Sohn gefallen war, zum Lächeln bringen.

Zugewandte Kinder spielten auch im Krieg mit ihren Gaben.

Darüber hinaus sind resiliente Kinder fähig zur Selbstregulation. War das nicht eine sehr geschätzte Tugend in Kriegszeiten? Keinen Mucks von sich geben, nicht auf's Klo gehen müssen, nicht in die Hosen machen, den Durst unterdrücken, die Tränen zurückhalten. Selbstregulation ist jedoch etwas anderes als Unterdrückung von Bedürfnissen: Es geht um das Aufschieben von Bedürfnissen, um die Fähigkeit, nicht zu verzweifeln, sondern zu warten oder sogar darauf hinzuarbeiten, dass eine schwere Situation wieder in Ordnung kommt.

Auch die Fähigkeit, sich innerlich von einer schwierigen Situation zu distanzieren, gehört zu den personalen Ressourcen eines Kindes. Der Junge, der beim Bombenangriff ungerührt sein Buch liest; das Mädchen, das seelenruhig seine Puppe auszieht; das Kind, das sich in seiner Fantasie aus der bedrängten Lage befreit, indem es Flügel bekommt und sich als Adler mit kraftvollen Schwingen in die Luft erhebt, höher als die Flugzeuge fliegt und von dort seine Bomben auf die Feinde abfeuert. Resiliente Kinder träumten sich auch im Bunker ihre Welt zurecht und waren wenigstens in der Fantasie die omnipotenten Retter und Erlöser.

Ergänzt werden die personalen Ressourcen durch die sozialen. War die Kriegsmutter nicht in der Lage, für ihre Kinder zu sorgen, sprangen andere Personen ein, die das Überleben der Kinder garantierten. Wichtig war eine stabile, positive emotionale Beziehung zu mindestens einer Bezugsperson. Das konnten Großeltern sein, Verwandte, aber auch Lehrer, Pfarrer, ein Nachbar, ein väterlicher Jungvolkführer, ein kritischer alter Onkel, eine humorvolle Tante. Diese Menschen waren Vorbilder, denn nicht jedes Mädchen wollte so werden wie die vom Krieg gezeichnete Mutter, und nicht jeder Junge wollte unbedingt Soldat werden.

Viel Kraft und Zuversicht ging gerade im Krieg von Freundschaften aus. Es war ein Trost, neben dem Freund oder der Freundin im Treck zu laufen – da geht eine neben mir, die mich kennt, die mich versteht, die mit mir lacht und weint. Oder mit dem Freund das Brot zu teilen, darüber zu sprechen, wie das wohl in der neuen Heimat sein wird. Ob dort auch Fußball gespielt wird?

In der folgenden Erzählung eines Mannes leuchtet etwas davon auf, was später nur noch schwer nachvollziehbar war: Das gemeinsame Erleben des Krieges hat ein Maß an Nähe und aufeinander Angewiesensein entstehen lassen, das als etwas ganz Außergewöhnliches erfahren wurde.

»Ich war schon in der Schule, als die schweren Luftangriffe alle Häuser meines Wohnviertels zerstört hatten. Meine Mutter, meine Brüder und ich lebten mit meiner Großmutter, einer Nachbarin, deren kleinen Kindern und einem alten Onkel im Keller. Das war unsere Wohnung. Nach der Schule bin ich mit meinen Schulkameraden auf Entdeckungstour durch die Trümmer gezogen, um nach Holz zu suchen. Es war Winter, Kohlen gab es keine. Wir waren stolz, wenn wir den Leiterwagen voll hatten, und freuten uns auf das Lob der Großmutter. Das wirkte als Ansporn, denn wir trauten uns nun auch in weiter entfernte Gegenden vor, nahmen mit, was zu finden war, fühlten uns clever und groß, weil wir ja etwas für die Familie taten. Die Großmutter sagte immer: *Wenn ich euch nicht hätte!* Sie behandelte uns nicht wie kleine Jungs, die wir ja eigentlich waren, sondern forderte uns regelrecht dazu auf, auch mal was zu organisieren. Wir trauten uns dann in leer stehende Keller, fanden manchmal noch Kartoffeln oder Eingemachtes und lieferten unsere Beute ab. Alle hatten wenigstens eine Mahlzeit am Tag. Es war eine furchtbare Not. Mehr als einmal stießen wir auf verkohlte Leichen, doch die Enge unserer Beziehungen machte so vieles wett. Im Zentrum stand die Großmutter; sie ordnete das Chaos des Krieges, machte unseren Keller zu einem Zuhause!«

Die Kinder der Nachkriegszeit

Aus den Kriegskindern wurden die Kinder der Nachkriegszeit. Wenn sie keine Flüchtlinge waren, wenn sie in Gegenden wohnten, wo der Krieg nicht alles zerstört hatte, boten sich unzählige Möglichkeiten, sich zu erproben, sich als wirksam zu erleben. Diese Kinder konnten sich den Krieg in tagelang dauernden Spielen immer wieder neu von der Seele spielen und lebten in kontinuierlichen, verlässlichen Spielgruppen auf der Straße. Das tragende Netz von Familie, Verwandtschaft und enger Nachbarschaft, das in der Nachkriegszeit noch intakt war, hat bei vielen Kindern die schlimmsten Wunden des Krieges einigermaßen vernarben lassen. Die festen Strukturen des Alltags mit ihren ritualisierten Abläufen wie gemeinsame Mahlzeiten, strenge Sonntagsgestaltung und ein normierender Verhaltens- und Benimmkodex haben dafür gesorgt, dass Kinder sich in sicheren Bahnen bewegen und entfalten konnten.

Das galt nicht für die Flüchtlingskinder, nicht für die Kinder ausgebombter Familien. Für sie war zwar der Krieg vorbei, doch ihre Not hatte noch kein Ende. Die große Kälte der eisigen Nachkriegswinter, der Mangel an Nahrung und die oft menschenunwürdigen Behausungen trugen zu einer Verschlechterung ihrer gesundheitliche Verfassung bei. An den Kindern zeigten sich vermehrt die Auswirkungen der extremen Störungen durch den Krieg. Sie hatten überlebt, waren gewachsen und hatten mit ihren feinen Antennen in die geballten Spannungen dieser Zeit hineingespürt. Wie lebten diese Kinder weiter?

Für viele begannen nach dem Krieg die Jahre ernster Erkrankungen. Die Vitalität des Nachkriegskindes war geschwächt, sein Körper reagierte vehement und signalisierte *Jetzt reicht es!* Die langen Wochen des Krankseins und Umsorgtwerdens schufen Zeit und Raum für die Verarbeitung des Erfahrenen. Dadurch bildete sich ein Übergang in einen neuen Zustand der allmählichen Gesundung, von dem aus Entwicklung wieder möglich war.

Ab dem Sommer 1946 bis zum Frühjahr 1950 wurden von den Gesundheitsämtern ausgewählte Kinder auf die Insel Langeoog zur Erholung geschickt. Die Langeoog-Studien dokumentieren ihren Weg der allmählichen Gesundung. Zunächst waren die Kinder unterernährt, hatten Wachstumsstörungen, Haltungsschäden, schlechte Zähne, leichte Rachitis und waren besonders anfällig für Tuberkulose und andere infektiöse Erkrankungen. Der hygienische Zustand der Kinder entsprach ihren schlechten häuslichen Wohnverhältnissen. Seife war Mangelware, Läuse und Krätze waren die Folge. Wer auf Abbildungen in die Gesichter dieser Kinder schaut, erschrickt, weil sie ausgemergelt, fahl und uralt erscheinen. Alles Kindliche ist verschüttet.

Aufschlussreich sind die Beobachtungen der Mitarbeiter in den Erholungsheimen. 1947 überwogen nervöse Unruhe, übergroße Schreckhaftigkeit, motorische Unruhe, Schlaf- und Sprachstörungen und mangelnde Konzentrationsfähigkeit. In den Jahren danach schwinden manche dieser Symptome, doch die mit schrecklichen Erfahrungen überladene Kriegsvergangenheit drängt sich immer wieder auf, so dass kindliche Neugier und Übermut fehlen. Die Kinder leiden unter Angst, sorgen sich und scheinen keine Perspektive für eine bessere Zukunft zu haben. Außerdem sind sie Opfer ihrer extremen Mangelerscheinungen.

Doch es sind keine stummen Kinder, denn sie reden über den Krieg und benutzen dabei eine nüchterne und emotionslose Sprache. Gleichzeitig zeigen sie eine große Verbundenheit mit der Familie, deren Teil sie sind. Sorgen, Leiden und eine gewisse Alltagstraurigkeit geht von ihnen aus. Abends weinen viele still in sich hinein; Lachen muss erst noch gelernt werden.

Der große Lebensernst ist verbunden mit Nüchternheit, doch kindgemäße Verhaltensweisen werden nach und nach zum Bestandteil des Alltags. Das resiliente Kind hat sich durchgesetzt. Das Jahr 1949 gilt als Datum der Wandlung. Was 1947 noch auffiel, hat sich verflüchtigt; die Kinder sind gesundet. Die Abwehr der Belastungen ist gelungen, das traumatische und epochale Widerfahrnis Krieg ist eingekapselt und wartet auf die Zeit der Öffnung. Jetzt ist es so weit!

10 Die Kriegsväter

Der Frontsoldat auf Heimaturlaub

Die Heimatfront am Ende des Krieges bestand aus Müttern und Kindern, jungen und alten Frauen, Männern, die als Luftschutzwarte ihren Dienst taten, den Angehörigen der Feuerwehr und des Ersatzheeres, wenigen Ärzten, Kriegsgefangenen in Arbeitslagern, Fremdarbeitern, Kriegsverletzten und Invaliden ... Die Väter, die auf Fronturlaub nach Hause kamen, lernten die andere Seite des Krieges kennen, saßen neben Frauen und Kindern im Keller und wussten beim Abschied um die Folgen des Krieges für die Zivilbevölkerung.

Ausgerechnet in der Zeit, da sie am meisten von der Familie gebraucht wurden, fehlten die Männer. Auf Vaternähe mussten die meisten Kriegskinder verzichten. *Maikäfer flieg, mein Vater ist im Krieg.* Manchmal kam eine Feldpostkarte, ein Brief, oder ein Frontkamerad richtete Grüße aus. Vater lebt noch! Aber was ist ein abwesender Vater für ein Kind, das ihn kaum kennt und die Zeit der Trennung nicht überbrücken kann? Der fremde Mann in Uniform, der sein Kind auf dem Arm hält. Auch das gehört zu den Lasten des Krieges, die Kinder mit sich herumtrugen: Vaternähe immer nur für kurze Zeit, dann ist sie vorüber, der Vater gefallen, vermisst oder in Gefangenschaft. Ein fremder Mann, der in die Wohnung tritt. Plötzlich steht da ein Mann und muss erst noch zum Vater werden!

Väter auf Heimaturlaub. Der Tag X, den Mütter sich herbeiwünschten, wenn ihre Kräfte nachließen, der Überlebenskampf an den Kindern nicht spurlos vorüber ging, und die Nerven bei allen blank lagen. »Wart nur, wenn dein Vater aus dem Krieg kommt!« war Stoßseufzer mancher Mutter, die an ihrer Last mit den Kindern zu verzweifeln drohte. Auch das Gegenteil war möglich: »Wenn das dein Vater sehen könnte, der wäre mächtig stolz auf dich!«

Aber der Krieg lässt nicht genügend Zeit. Die Schatten des baldigen Abschieds legen sich über die Freude des Wiedersehens. Für ein paar kostbare Tage wird die Zeit angehalten, Nähe erlebt, werden die Kinder gelobt, weil sie schon so groß geworden sind, wird das Neugeborene auf den Arm genommen, denn Kinder sind die Option für die Zukunft einer besseren Welt. Vielleicht werden deshalb auch so viele Kinder im Krieg gezeugt: Das Ungeborene verweist auf neues Leben.

Die Kriegsväter führten eine zweifache Existenz – als Soldaten fern der Familie und gleichzeitig auch Mittelpunkt bei den Gesprächen mit den Kindern. So waren sie gleichsam abwesend anwesende Männer, die in den Worten ihrer Frauen konkret wurden, eine Autorität, welche die Kinder auch Mores lehren sollte. *Das hätte dein Vater aber gar nicht gerne gesehen!* Auf diese Weise beeinflusste der abwesend anwesende Vater das sich entwickelnde Gewissen seiner Kinder.

Die Väter waren Soldaten, umwölkt von der Aura des Krieges, trugen Uniform, erzählten wenig von dem, was sie taten, zeigten manchmal mit dem Finger auf der Landkarte, wo sie gerade stationiert waren, zogen eine Linie, um die Entfernung bis zum Heimatort sichtbar zu machen. Kinder saßen auf Papas Schoß, spielten *Hoppe, hoppe Reitersmann*, ließen sich in den Graben plumpsen und spürten mit ihren feinen Sensoren, was keine Worte fand, sich aber gerade deshalb im unbewussten Generationenverbund weiter tradierte.

»Aus heutiger Sicht waren die Kriegsväter emotional verkrüppelt«, stellt ein Mann nüchtern fest und erzählt, wie sehr er als Kind unter der emotionalen Kälte seines Vaters gelitten hatte. »Der kam gespornt und gestiefelt von der Front, ließ seine Kinder im Wohnzimmer antreten, dann redete er mit uns wie mit Rekruten auf dem Exerzierplatz. Umarmungen, zärtliche Blicke, Nähe, das hatte es nie gegeben. Erst als er im Großvateralter war, meine Kinder geboren waren, wurde auf einmal auch eine weichere Seite von ihm sichtbar. Das hat bei mir zu einem Umdenken geführt, weil ich sah, wie er sich zunehmend emotional öffnete. Ich konnte ihn von einer ganz neuen Seite kennen lernen. Heute bin ich froh, dass ich ihn auch so erinnern kann.«

Mädchen hatten es in vielen Familien schwererer als Jungen, denn sie waren weniger gut angesehen. Schließlich wurden in Zeiten des Krieges Jungen als zukünftige Soldaten gebraucht, Mädchen waren nur zweite Wahl. Da ich selbst zu diesen unerwünschten Mädchen gehörte, kenne ich die große Kränkung des eigenen Selbstwertgefühls durch diese Zurückweisung. Die weibliche Identität konnte sich oft erst dann freier entfalten, wenn der lang ersehnte Stammhalter der Familie geboren war.

»Der Krieg hatte nie genug Zeit für Nähe zu meinem Vater gelassen. Als Kind hatte ich sehr darunter gelitten, denn ich trug eine große Vatersehnsucht in mir herum. Natürlich hatte ich nach Ersatzvätern in meinem Umfeld gesucht, wollte einfach einen Mann lieb haben als kleines Mädchen. Ich träumte mir meine eigene vollständige Familie zurecht mit einem ständig anwesenden Vater, der seine Tochter über alles liebte. Als der Krieg zu Ende war und mein Vater nach Hause kam, hatte ich große Schwierigkeiten, die Realität zu akzeptieren, denn dieser Vater warf kein gutes Auge auf mich. In seinen Augen waren Mädchen nicht viel wert. Was sollte ich mit einem solchen Vater anfangen? Heute beginnt bei mir nicht nur ein Umdenken, sondern auch ein Umfühlen. Als älter werdende Frau habe ich den Wunsch, mich mit diesem Vater auszusöhnen. Ich kann ihn aus seiner Zeit heraus heute besser verstehen. Es ist wie eine Wiedergutmachung mit vertauschten Rollen. Ich schau mir alte Fotos an und freu mich über gute Gefühle. Mein Vater rückt ins rechte Licht.«

Der Heimkehrer

Auch das Leben der Väter kam durch die Stunde Null aus dem Takt. Als kämpfende Männer waren sie geachtete Mitglieder der Gesellschaft des Dritten Reich gewesen; davon konnte nach der Kapitulation nicht mehr die Rede sein. Ihre Identität als Soldaten war zerstört. Viele gerieten in Gefangenschaft, wurden verschleppt, kamen in Straflager und büßten stellvertretend. Viele hatten ihre geistige, körperliche und soziale Stärke eingebüßt, waren Verlierer geworden und scheiterten nach den Jahren des Ausnahmezustands Krieg an der Integration in eine nicht vom Militär reglementierte Normalität.

Die Heimkehrer sind meist vom Krieg gezeichnet, beladen mit verdrängten Erinnerungen, die daran hindern, hoffnungsvoll in die Zukunft zu blicken. Sie greifen nach dem Seelentröster Alkohol, wüten oft gegen Frauen und Kinder, wüten gegen das Schicksal des Krieges und fügen dem Negativbild Mann neue Facetten hinzu.

Der Krieg als traumatisches Ereignis für Soldaten wurde zu einer Bedrohung des Zusammenlebens in den Familien. Wer jahrelang aktiv an der Zerstörung und Vernichtung der Feinde mitgewirkt hatte, war nun selbst Opfer der Spätfolgen der erlebten Kampfhandlungen. Wenn nach dem Vietnam- oder Afghanistan-Krieg bei vielen Soldaten vom posttraumatischen Belastungssyndrom gesprochen wurde, verweist diese Diagnose auch auf das Leid der Soldaten des

Zweiten Weltkrieges. Da die Welt sich radikal verändert hatte, nichts mehr war wie vor dem Krieg, waren große innere und äußere Anpassungsleistungen gefragt, die nicht jeder Heimkehrer leisten konnte. *Stalingradsyndrom* heißen diese Traumata inzwischen auch bei uns. Viele Väter blieben draußen vor der Tür und scheiterten daran, die Jahre des Krieges in ihr Lebensskript einzubauen.

Eine Frau erzählt: »Als der Krieg zu Ende war, ich war gerade vier Jahre alt, kam eines Nachts meine Mutter in mein Zimmer, machte das Licht an, weckte mich auf und sagte: ›Das ist dein Vater!‹ Dabei zeigte sie auf den Mann neben ihr. Das war der erste Eindruck, den ich von meinem Vater hatte. Ein fremder Mann, den ich voll Argwohn angeschaut habe. Wie so vielen Männern in der damaligen Zeit wäre ihm ein Sohn als Stammhalter lieber gewesen. Meine erste Begegnung sollte symptomatisch sein für unser Verhältnis zueinander. Ein Leben lang blieb er der fremde Mann für mich. Zwischen uns gab es nichts Gemeinsames. Ich war und blieb das Kind meiner Mutter und Großmutter, zum Vater bekam ich nie einen guten Kontakt. Vom Krieg sprach er nie, obwohl er einen hohen Rang beim Militär eingenommen und Auszeichnungen für Tapferkeit erhalten hatte. Er hat einfach die Kurve nicht gekriegt. Im Krieg war er mehr wert als jetzt. Ohne Beruf lebte er in den Tag hinein, spielte weiter den Major. Das Geld verdiente meine Mutter. Ich habe den Eindruck, mein Vater hat sich auf dem Altar des Krieges opfern lassen.«

Die schmerzhafte Entthronung des Ältesten

Da kommt ein Vater aus dem Krieg oder der Gefangenschaft nach Hause und bringt das bis dahin gut funktionierende System der Familie durcheinander. Der älteste Sohn, der ihn bei der Mutter vertreten hatte, wird vom Thron gestoßen. Plötzlich ist es vorbei mit der besonderen Nähe zur Mutter.

Ein Mann erzählt: »Ich war für meine Geschwister eine wichtige Person. Als meine kleine Schwester geboren wurde, habe ich aus altem Stoff Windeln für sie genäht; es gab ja damals nichts. Dass sie von einem anderen Mann war, also nicht von meinem Vater, war mir egal. Aber dann kam die große Veränderung meines Lebens. Mein Vater war wieder da, damit begann der Krieg zwischen meinen Eltern, aus dem sich keines der Geschwister raushalten konnte. Ich wurde mit diesen plötzlichen Rollenwechseln nicht fertig und verließ die Familie. Die abrupte Trennung von der Mutter habe ich nicht verkraftet. Ich bin abgehauen, um mich zu schützen.«

Der Entthronte geht ohne Auseinandersetzung, denn so kurz nach dem Krieg ist keine Zeit für erklärende Worte, die den Ablösungsprozess erträglich machen könnten. So plötzlich und überraschend wie der Vater in der Tür stand, verschwindet der Sohn aus der Wohnung und macht Platz. Er versteht die Welt nicht mehr, fühlt sich von der Mutter verlassen, leidet und muss sie nun seinerseits verlassen. Dieses Muster verfolgt ihn sein ganzes Leben lang. Keine seiner Beziehungen hat lange gehalten, und bis heute hat er keinen Kontakt mit seinen Brüdern: Kriegslasten; Schatten der Kindheit, die sich heute lichten und freilegen, was war. Nicht jedem ist es gelungen, die Muster seiner Kriegskindheit zu verändern.

Der Vater als tyrannischer Versager

Während des Krieges leisteten Frauen harte körperliche Arbeit in Rüstungsbetrieben und in der Landwirtschaft, sie ersetzten die Männer, wo sie fehlten, schleppten Kohlensäcke und bewiesen ihre Kraft. Wenn der Mann von der Front zurückkam, war die Rolle der Trümmerfrau bald ausgespielt, dann standen die Frauen wieder am Herd und wunderten sich, wieso ihre Arbeit im Krieg und danach so wenig gewürdigt wurde.

»Vater braucht Ruhe!« Das war der Satz, mit dem ein Mann ausdrückt, was er nach dem Krieg am meisten gehasst hat. »Kaum war der Vater zurück, lag er auf dem Sofa in der Küche und hatte uns Kinder und meine Mutter ständig im Visier. Er schaute uns zu, kritisierte ständig, wusste alles besser, erteilte seine Befehle, spielte immer noch den Hauptmann und tat nichts, lag nur da, trank Bier und rauchte Zigaretten. Das war mein Vater! Kriegsgeschädigt, obwohl er körperlich unversehrt war. Ich spüre heute noch Verbitterung und Enttäuschung. Ich hatte einen Vater, und gleichzeitig hatte ich keinen. Ist es da ein Wunder, dass ich in meinem Leben alles tat, um meinem Vater nicht ähnlich zu werden? Ich wurde ein Arbeitstier – vielleicht musste ich das Quantum meines Vaters mit abarbeiten. Als ich aus dem Haus war, habe ich ab und zu versucht, mit ihm über den Krieg zu sprechen. Aber er meinte, das würde nur verstehen, wer an der Front war. Aus seiner Resignation kam mein Vater nicht mehr heraus.«

In den Erzählungen ehemaliger Kriegskinder taucht die folgende Begebenheit mehr als einmal auf: Ein Kind wird von der Mutter losgeschickt, um den Vater aus der Kneipe nach Hause zu holen. Dabei sind die Gefühle der Erzähler sehr ambivalent: »Ich denke mit Grausen an die Situation zurück, wenn meine Mutter das Essen gekocht hatte, damals wurde ja immer pünktlich jeden Tag zur selben Zeit um zwölf Uhr zu Mittag gegessen. Wenn mein Vater mal wieder in seiner Kneipe hängengeblieben war, musste immer ich hin, um ihn nach Haus zu bringen. Wie ich das gehasst habe, in die verqualmte Kneipe zu gehen, die lauten Stimmen der Männer zu hören. Manche waren bereits betrunken, grölten und redeten sich groß. Mein Vater wollte immer, dass ich mich zu ihm setze, wollte mir einen Apfelsaft bestellen. Doch ich wusste, dass er dann noch länger sitzen blieb. Irgendwie habe ich es immer geschafft, ihn zum Aufbrechen zu bringen. Dann folgte der nächste unangenehme Teil: mit dem etwas wankenden Vater durch die Straßen zu gehen. Ich schämte mich vor den anderen Leuten und konnte meinen Vater buchstäblich nicht mehr riechen. Zu Hause wartete das Essen. Wie Hohn klingt es mir noch heute in den Ohren, wenn eines von uns Kindern das Gebet sprechen musste: Segne, Vater, diese Speise …«

Der willkommene Heimkehrer

Es gibt aber auch andere Vatergeschichten. Eine Frau berichtet: »Ich weiß noch wie heute, welch eine Freude das war, als mein Vater plötzlich in der Küche stand. Alle waren wir aus dem Häuschen, haben gelacht, geweint, uns umarmt. Mein Vater nahm mich auf den Arm, er hatte mich ja noch nie gesehen. Ich mochte ihn vom ersten Moment an, war stolz, weil ich endlich einen Vater hatte. Doch unser Glück war nicht von langer Dauer. Vater war als kranker Mann aus der Gefangenschaft gekommen und starb nach wenigen Jahren. Ich trauere heute noch um die gemeinsame Zeit. Sie war zu kurz. In meiner Biografie fehlt die Unterstützung durch den tatkräftigen Vater, das Vorbild, das mir zeigt, wie die Welt anzupacken ist, wie ich Interessen durchsetzen kann. Da habe ich eine große Leerstelle. Ich habe nie gelernt, mir etwas zuzutrauen, denn mir wurde von der Mutter immer gepredigt, mich einzufügen. So blieb ich im traditionellen Mittelmaß zwischen Mutter und Tanten.

Doch die Beschäftigung mit mir als Kriegskind hat mich aufgerüttelt. Ich sehe heute nüchtern, dass noch nicht aller Tage Abend ist, mein Leben ist ja noch nicht vorbei. Gerade im Älterwerden sehe ich eine große Chance, endlich das zu tun, was ich will. Ich spüre die Energie des widerstandsfähigen Kriegskindes in mir!«

11 Die Auseinandersetzung zwischen den Generationen

Die transgenerationelle Weitergabe des Krieges

Transgenerationelle Weitergabe bezeichnet die Weitergabe von traumatischen Erfahrungen an die nächste Generation. Die Jüngeren werden dadurch an ein Ereignis rückgebunden, das sie real nicht erlebt haben. Davon erzählt eine Frau, deren Mutter den Krieg als Heranwachsende in einem häufig bombardierten Industriegebiet erlebte, über diese Erlebnisse aber nie gesprochen hat:

»Jedes Mal, wenn ich von einer Reise wieder nach Haus komme, geschieht das immer Gleiche. Kaum biege ich in die Straße ein, in der ich wohne, schaue ich nach den Häusern und rechne damit, dass sie zerbombt sind. Das sind automatische Gedanken, kein bewusstes Überlegen. Eigentlich hat das gar nichts mit mir zu tun, ist aber in meinem Bewusstsein angedockt. Seit ich von Verwandten weiß, dass meine Familie die Hölle des Bombenkrieges erlebt hat, weiß ich, dass diese Gedanken dorthin gehören: Sie sind Teil der großen Angst, nach dem Luftangriff aus dem Bunker zu kommen und nicht zu wissen, ob es die Häuser in der Straße noch gibt.«

Das Thema des Krieges scheint zwanghaft die Generationen zu durchziehen. Ob abgespaltene Erlebnisse und Gefühle so lange durch die Großfamilie geistern, bis sie am richtigen Ort, bei der richtigen Person angekommen sind, um sich dann auflösen zu können? Davon ist eine junge Frau überzeugt, die unter dem immer gleichen Albtraum leidet: »Die Soldaten donnern gegen die Tür, ich rase kopflos und in panischer Angst durch die Wohnung, finde meinen Koffer und meine Tasche nicht und weiß, ich bin verloren, die werden mich jetzt gleich erschießen.« Sie ist nicht damit einverstanden, dass sie die Angstträume ihrer Großmutter im Traum aushalten muss, und hat einfach die Nase voll von ihrer Mischpoke und deren Altlasten aus der Zeit der Vertreibung aus der alten Heimat.

Am liebsten würde sie auch ihre Mutter schütteln und zu ihr sagen: »Das ist doch deine Angst! Du warst ein kleines Mädchen und hast es authentisch erlebt, dann behalte es bitte auch als deine Sache. Nimm deine Angst an, träume du doch von dieser furchtbaren Bedrohung. Nimm dein Trauma an! Ich will damit nichts zu tun haben. Das ist nicht auf meinem Mist gewachsen!«

Die junge Frau beklagt das Ineinanderrücken der Generationen, das *Telescoping*: Die Gefühle der Menschen sind ineinandergeschoben und werden auch durch das Auseinanderziehen des Teleskops nicht beseitigt, weil die Zeitabläufe nicht mehr stimmen. Vergangenheit, Gegenwart und Zukunft sind nicht eindeutig voneinander unterschieden. Der natürliche Rhythmus der Zeit ist gestört.

Die junge Frau sucht das Gespräch in der Familie, scheut keine Auseinandersetzung und hat doch den Eindruck, gegen eine Mauer zu stoßen. Als sie bei einem Besuch im Altenheim die Großmutter sieht, wie sie kerzengerade auf dem Stuhl sitzt und krampfhaft ihre Handtasche an den Körper presst, hat sie Mitleid mit der alten Frau. Was zunächst Ausdruck eines verwirrten alten Menschen ist, wird in dem Moment anders bewertet, wenn der Bezug zur Flucht im Krieg hergestellt ist. Die Vergangenheit mit ihren bedrohlichen Gefühlen schiebt sich in die Gegenwart hinein und unterhöhlt sie, das Vergangene wirkt gegenwärtiger ist als das Heute. Offensichtlich sind alle drei Generationen an das traumatische Ereignis der Vertreibung gebunden.

Das Gespräch zwischen den Generationen

Wenn Geld in der Familie vererbt wird, hat keiner etwas dagegen. Doch sobald es um nicht-materielle Hinterlassenschaften geht, tauchen Unsicherheiten auf. Eine 45jährige Frau leidet unter sehr starken Ängsten und sucht therapeutische Hilfe. Nach einigen Wochen gibt ihr der Therapeut den Rat, sie solle ihrer Angst ein Gesicht geben. Mit dieser Anregung macht sie einen Einkaufsbummel, lässt sich treiben und kommt in ein Spielwarengeschäft, wo sie spontan einen Bausatz für ein Flugzeug kauft. Es ist das Modell eines Kampfflugzeugs, der Spitfire, aus dem Zweiten Weltkrieg.

Dieses Flugzeugmodell stellt sie gut sichtbar zu Hause auf den Schrank. Als ihre Mutter zu Besuch kommt, holt sie sofort das Flugzeug herunter und sagt ganz aufgeregt: »Ich hab dir ja noch nie erzählt, dass ich im Krieg bei der Flakabwehr war. Das waren genau die Maschinen, die wir vom Himmel runterholen mussten. Ich hab dann etwas Furchtbares erlebt, da war nichts mit Runterholen, die waren schneller, und wir kriegten voll eins auf die Schnauze. Mich hat es erwischt, ich wurde verschüttet!«

Nie hatte die Mutter über ihre Kriegserlebnisse mit ihrer Tochter gesprochen. Das waren Geheimnisse, die im Tresor für seelische Lasten wohlverwahrt waren, sich aber trotzdem aus der Verdrängung melden konnten. Allerdings war es die Vertreterin der jüngeren Generation, welche die Botschaft wahrnahm. Gerne hat sie das nicht gemacht, eher widerstrebend. Hatte sie denn eine andere Wahl? Was soll der alte Kram aus dem Krieg? Die Erblast ist ihr einfach zu viel. »Ich will doch nicht Hüterin der Angst-Erfahrungen meiner Mutter sein«, empört sie sich, »der Container für ihre verdrängten Emotionen!« Die Entrüstung legt sich, als die Mutter erzählt, wie das war, verschüttet gewesen zu sein, und das Geräusch der sirrenden Bomben nachmacht. Da meinte die Tochter auf einmal zu wissen, woher ihre manchmal quälenden Ohrgeräusche kommen. Irgendwie fand sie das Geschehen aus der Vergangenheit aber auch spannend. Das Gespräch mit der Mutter machte sie neugierig. Nun wollte sie noch mehr wissen von damals. ›Da steckt so viel Last, aber auch intensives Leben drin. ›Voll cool‹ sagen meine Söhne und sehen die Großmutter mit neuen Augen.«

Die Offenheit der alten Frau hält jedoch nicht an. In der Folgezeit meidet sie die Vergangenheit und mauert, als die Tochter mit konkreten Fragen in sie dringt. Die alte Mutter wehrt sich, fühlt sich überrumpelt und angegriffen, steht unter dem Druck, sich verteidigen zu müssen. Zwischen Mutter und Tochter ist Krieg ausgebrochen, der sich beim alltäglichen Besuch inszeniert und das Gelände zwischen den beiden Frauen vermint. Wie kommen die beiden aus ihren Gefechtsunterständen wieder heraus?

Vielleicht hilft ein Blick in ihr Inneres, um die gegensätzlichen Standpunkte zu verstehen. Eigentlich will die Tochter der Kriegsmutter doch nur auf die Sprünge helfen, damit sie ihren Ballast aus dem Rucksack ihres Lebens endlich leeren kann. Wieso lässt sie das nicht zu? Was von außen wie Entlastung und Hilfe aussieht, ist für die alte Frau eine große Zumutung, denn das Erzählen bringt die Gefühle aus der Abstellkammer des Grauens zum Vorschein –

die gefürchteten Emotionen, die so viel vergangenes Leid erneut in Bewegung setzen, Erinnerungsbilder wachrufen und mit einer Flut unkontrollierbarer Tränen einhergehen. Und wer will seinen Kindern schon etwas vorheulen?

Viele aus der Generation der älteren Menschen, denen es im Krieg andressiert wurde, ihre Gefühle zu unterdrücken, erleben Tränen als Bloßstellung, fühlen sich gedemütigt, schämen sich ihrer Schwäche, verurteilen sich und entschuldigen sich am Ende für die Tränenflut: »Ich hab sonst nicht so nahe am Wasser gebaut!« Noch etwas kommt hinzu: Wenn alte Menschen ihre erwachsenen Kinder zu Zeugen ihrer Kriegsgeschichte machen, schwingt das Thema Schuld und Scham mit, ist die Angst groß, als Nazi oder Faschist angegangen zu werden. Die ehemalige BDM-Führerin oder Flakhelferin, der einstige Hitlerjunge verschweigen lieber einen wichtigen Teil ihres Lebens, weil sie Angst vor Verurteilung haben und selbst heute, nach so vielen Jahrzehnten, die Schwierigkeiten im Umgang mit dem Spannungsfeld Drittes Reich akzeptieren müssen. Die Maschinerie der Gedanken wird von Neuem gestartet. Um dem zu entgehen, wählen viele alte Menschen das Schweigen.

Die Angehörigen der mittleren Generation gehen gegen diesen Pakt vehement an, denn sie sind auf Details angewiesen. Sie müssen wissen, wie es gewesen ist, um sich eine Vorstellung zu machen von dem, was war, um zu verstehen. Ihr wichtigstes Argument heißt: Es nicht zu wissen, aber zu spüren, ist eine viel schwerere Last! Doch der lange Schatten des Krieges weicht nur dann, wenn sich die im Inneren abgelagerten Gefühle und Ereignisse ausdrücken können. Auf Knopfdruck geschieht das nie. Deshalb brauchen die Jüngeren vor allem Geduld und ein Vertrauen in die Veränderungsprozesse bei älteren Menschen; sie dürfen sie nicht als senile oder bornierte Greise abstempeln.

»Innerlich dran bleiben, das ist wichtig«, sagte ein Sohn, dessen Vater seit seiner Pensionierung immer wieder in Stimmungstiefs fällt und Tage erlebt, an denen er in düstere innere Regionen abrutscht. Ausgerechnet jetzt, wo er es doch leichter hat, werden ihm Momente zugemutet, in denen Tränen übers Gesicht laufen und er nichts dagegen tun kann. Da wird ein nicht mehr unterdrückbares Leiden sichtbar. Sobald die Vertreter der jüngeren Generation dieses Leiden wahrnehmen und mittragen, teilt sich dies den Älteren mit und hilft ihnen.

Oft sind es ja Zufälle, Kleinigkeiten, die zum Auslöser dafür werden, dass sich etwas löst von den Relikten aus der Kriegszeit. Manchmal geschieht das durch einen Film wie *Dresden* oder *Die Flucht*. Viele der ehemaligen Kriegskinder wissen: Wenn ich diesen Film anschaue, bin ich wieder drin im alten Film meines Lebens und werde vor allem in den Nächten Mühe haben, wieder herauszukommen. Sich dem Krieg über einen Films erneut auszusetzen, ist leichter, wenn noch einer mitschaut, denn die Gegenwart eines anderen Menschen schützt davor, überwältigt zu werden. Wenn zwei oder drei Generationen mit Hilfe eines Filmes in die Vergangenheit zurückgehen, kann innerlich viel in Bewegung kommen. Fragen tauchen auf, weil bewusst wird: Ich weiß zu wenig und will unbedingt mehr wissen. Die Löcher in unserer Familienbiografie müssen mit den Fakten gestopft werden. Ich hatte ja keine Ahnung, wie das war. Vater, war es so? Was hast du damals erlebt?

Vielleicht beginnt er zu sprechen vom langen Zug der Flüchtlinge, die nirgendwo willkommen waren, die alles verloren hatten und den Kindern nicht erklären konnten, wo der Weg hingeht, und sie stattdessen mit ihrer großen Verlassenheit überfluteten. Vielleicht erzählt er vom Abschiednehmen, als die Mutter wortlos, weinend die Haustür

in Oberschlesien abschloss. Im Reich waren sie die Flüchtlinge, die niemand gerne zu sich ins Haus ließ. In der Schule
hänselten ihn die einheimischen Kinder, weil er so schlecht
gekleidet war und so ganz anders redete.

Der Sohn sieht den Stein auf Vaters Seele weichen, wehrt
sich nicht gegen die traurigen Gefühle, sieht, wie das Gesicht des alten Mannes sich verändert, weicher und zer-
brechlicher wird, so schützenswert. Beiden wird bewusst,
dass dieses Sprechen eine große Nähe entstehen ließ, es
keine Last mehr ist, sondern eine Bereicherung, die im Gedächtnis ihren Platz behalten wird, denn erinnerndes Erzählen schafft gedankliche Abbildungen, die im Bewusstsein der Generationen ihren Platz haben.

Eine Reise in die alte Heimat mit dem Enkelkind

Die gestiegene Lebenserwartung der grau gewordenen
Kriegskinder gibt ihnen die Chance, ihre Kinder, Enkel und
oft auch noch Urenkel lange durchs Leben zu begleiten. Das
Leben im Drei- oder Viergenerationenverbund gehört zu
den angenehmen Seiten des Älterwerdens. Dabei fällt der
Austausch über die Kriegskindheit mit den Enkeln oft
leichter als mit den erwachsenen Kindern. Woran liegt das?

Zwischen Großeltern und Enkeln fließt ein vitalisieren-
der Strom der Zuneigung, der nicht durch Konflikte in
Frage gestellt oder durch Ablöseprozesse belastet wird. Untersuchungen an Kindern aus der Grundschule zeigen, dass
Kinder, welche im guten Kontakt mit Großeltern aufwachsen, über ein besseres geschichtliches Verständnis verfügen
als andere. Die lange Lebenserfahrung der Älteren macht sie
in den Augen der Kinder zu den Historikern der Großfamilie. Sie können nicht genug kriegen von den Geschichten,
die Oma oder Opa aus dem Krieg erzählen. Anders ist das

bei ihren Eltern, die manchmal die Nase rümpfen, weil die Alten von den ollen Kamellen immer noch nicht genug haben. Den folgenden Kommentar eines Sohnes würde ein Enkelkind nie abgeben: »Ja, ich weiß, ihr habt den ganzen Tag auf dem Acker geschuftet und abends gab es nur Erde zu essen!« Die ironische Äußerung des Vertreters der mittleren Generation weist auch darauf hin, dass die Konfrontation mit dem Kapitel Krieg als Zumutung erlebt werden kann.

Bei vielen Heimatvertriebenen taucht in der Auseinandersetzung mit dem Krieg der Wunsch auf, in die ehemalige Heimat zu reisen. Auch wenn anfangs idyllische Erwartungen und Sehnsüchte nach dem Kindheitsparadies im Vordergrund stehen, so geht es in erster Linie doch um die Konfrontation mit der Realität des Heute. Ein älteres Ehepaar erzählt von seinem Abenteuer des großen Abschiednehmens in der alten Heimat im Osten. Gerade als älter werdende Menschen wollten sie endlich aus dem Spannungsfeld der verlorenen Heimat herauskommen. Die Frau erzählt:

»Als die Traurigkeit meines Mannes einfach nicht weichen wollte, er nur noch klagte und jammerte, was ihm der Krieg alles genommen hatte, war mir klar, dass wir dort hinfahren müssen, damit er aus seinen Lamentationen herauskommt Für ihn war die Begleitung durch unsere große Enkeltochter wie eine Vitaminspritze, denn plötzlich wurde er aktiv, hatte die Reise eine Ausrichtung: Der Großvater will der Vertreterin der jüngeren Generation zeigen, wo er aufgewachsen ist.«

Die Enkelin fährt fort: »Ja, ich war gleich dabei, warum nicht? Das war eine einmalige Gelegenheit, mit den Großeltern als Augenzeugen in die ehemaligen deutschen Gebiete im Osten zu fahren. Ich habe sogar ein Reisetagebuch geführt, Großvaters Erzählungen notiert. Es war einfach spannend. Für mich war das ein Blick ins Geschichtsbuch meiner Familie. Manchmal hat mir der Opa fast leid getan, wenn er stundenlang auf der Suche nach etwas Vertrautem durch den heimatlichen Ort lief. Doch da war nichts. Niemand konnte sich an seinen Familiennamen erinnern. Sein Elternhaus war durch einen Neubau ersetzt. Es gab also keine Umarmungen zwischen den ehemaligen Feinden wie im Film. Daran hatte er für einige Tage zu kauen. Eine Begebenheit dort hat mich tief beeindruckt: Es war ja Sommer, und Großvater legte sich auf eine Wiese und schaute in den Himmel. Auf einmal hatte ich in der Fantasie ein Bild, wie er als kleiner Junge war.«

Der Kommentar des Großvaters: »Natürlich wäre es mir am liebsten gewesen, dass da jemand auf mich zukommt und sagt: ›Bist du nicht der Otto aus dem Haus an der Brücke?‹ Ja, ich hatte den großen Wunsch, erkannt zu werden. Ich blieb ein Fremder, das musste ich endlich kapieren, deshalb bin ich ja hergefahren. Hier bin ich geboren und aufgewachsen, aber hier bin ich nicht mehr zu Hause. Es war das längst fällige Abschiednehmen für immer. Am Ende war mir wichtig, dass meine Enkelin die Landschaft kennen gelernt und meine Geschichte gehört hat und sich freute, als ich sagte: ›Jetzt will ich nur noch heim!‹«

Wer die Mühen der Organisation einer Reise in den Osten scheut, kann sich durch Mitarbeiter entsprechender Agenturen helfen lassen. Wenn etwa eine Dreigenerationenfamilie endlich den Ort besuchen will, wo die Vorfahren über Jahrhunderte gelebt hatten, dann gibt es Unternehmen, die alles Notwendige organisieren. Besonders hilfreich sind die polnischen Sprachkenntnisse der Begleiter, die auch die Geschichte der Familie recherchieren und zu Menschen im Umfeld des Geburtshauses Kontakt aufnehmen. Wenn die Umstände günstig sind, können diese deutsch-polnischen

Begegnungen frei sein von Scham, Schuld und Wiedergutmachungswünschen. Von Bedeutung ist auch, dass die Besucher Einblicke in das Polen der Gegenwart erhalten. So wird aus der Geschichte des Hauses ein Kapitel europäischer Geschichte, das über beide Nationen viel Leid gebracht hatte.

Es ist ein langer Weg von der Entwurzelung im Krieg und dem Verlust der Heimat bis dahin, dass das ehemalige Kriegskind heimkommt zu sich, endlich in sich zu Hause ist. Die durch die Vertreibung entstandene Leerstelle wird dann nicht länger als schwärende Wunde erlebt, und die anheimelnden Erinnerungen aus der Kindheit müssen nicht länger überhöht werden. Die Vergangenheit darf endlich vergangen sein.

Schreib bitte alles auf!

Irgendwann sagt eine innere Stimme: »Schreib auf!« Sie möchte, dass die letzten Augenzeugen des Zweiten Weltkriegs das Geschehen aus ihrer Perspektive schriftlich festhalten. »Schreib alles auf!«, sagt das Kind aus dem Krieg und möchte, dass aus seinem Leben eine Geschichte wird, die ihm eine besondere Bedeutung gibt. Wieder ist es die Kraft des Kindes, die davor schützt, Erinnerungskonserven ins Regal zu stellen, denn Schreiben wirkt als Impuls gegen Erstarrung und Wiederholungszwang. Es trägt dazu bei, dass die Perle, die sich aus dem Schmerz und dem Leid der frühen Jahre im Laufe der Jahrzehnte gebildet hat, nicht übersehen wird. Doch oft versandet der Wille, die Zeit vergeht, und die Blätter bleiben weiß. Das muss nicht so sein.

Im folgenden Kapitel gebe ich Tipps, wie es gelingen kann, mit dem Schreiben anzufangen. In meinen Gesprächen mit ehemaligen Kriegskindern wurde das Schreiben von Geschichten häufig thematisiert. Jedes Mal habe ich mich gefreut, wenn ich eines der kostbaren und sorgfältig gestalteten Werke, die oft handgeschrieben waren, anschauen durfte und die Freude und den Stolz der Autoren über ihr Werk teilen konnte.

Selten hat einer seine Erinnerungen an einem Stück aufgeschrieben. Häufig gab es Stolpersteine, Rückzieher, Ängste, Zweifel, die zwar als Bremse wirkten, aber überwunden werden konnten. Eine Frau erzählt: »Ich war knapp vierzehn Jahre alt, als es nur noch um die Flucht vor den Russen ging. Die Angst vor Vergewaltigungen hat mich regelrecht gejagt. Es ist mir gelungen, mich alleine durchzuschlagen. Das machten damals viele so. Ich bin tatsächlich auf eigenen Füßen von Pommern bis nach Niedersachsen gelaufen. Als ich fünfzig Jahre alt war, meldete sich zum ersten Mal der Wunsch, alles aufzuschreiben. Doch es kam einfach zu viel hoch, es war nicht zu ertragen. Ich hatte Angst vor diesen Erinnerungen, vor allem vor den starken Gefühlen. Das war zu viel für mich damals. Ich war noch nicht so weit und bin froh, dass ich die Schublade wieder zugemacht habe. Zehn Jahre später machte ich den zweiten Anlauf, diesmal mit Erfolg. Geholfen haben mir die Bilder und Fotos, die ich zwischen den Text eingefügt habe. Die vielsagenden Bilder von damals haben mir ein Gefühl der Sicherheit gegeben – vielleicht waren es auch die Personen auf den Bildern. Die meisten habe ich ja noch gekannt; ich war offensichtlich in guter Gesellschaft.«

Am Ende wurde daraus ein handgeschriebenes kleines Buch. Jeder Sohn bekam eine Kopie, die Enkel ebenso. Die Frau hatte das befriedigende Gefühl, eine Brücke zur Vergangenheit geschlagen zu haben, die für die verschiedenen Generationen gut zu begehen ist. Was niedergeschrieben ist, bleibt zugänglich, hat Dauer und hat vor allem die nebulose Vergangenheit zurechtgerückt.

Anregungen

Eine innere Stimme sagt resigniert: »Wozu soll das gut sein? Lass die Vergangenheit doch endlich ruhen! Das liest doch sowieso keiner!« Was kann ich dagegen tun? Welchen Sinn hat das Aufschreiben? Selbst wenn es niemand außer dem ehemaligen Kriegskind lesen würde, hat es gerade für die Person des Autors eine große Bedeutung: Endlich bin ich mir wichtig, ist mir das Kind aus dem Krieg so wichtig, dass es durch mein Schreiben neues Leben erhält. Die alten Fotos beginnen lebendig zu werden, die Personen bewegen sich, mischen sich ein, animieren Erinnerung und Fantasie. Das Kind hat endlich genug Raum.

Die folgenden Fragen helfen der Erinnerung auf die Sprünge:

WER HAT MICH ALS KIND GESTREICHELT UND GETRÖSTET? Diese Frage stellte mir einer meiner Enkel; sie hat dazu geführt, mich in der eigenen Kindheit gründlich umzusehen. Auf einmal tauchten Menschen aus der Versenkung auf, die dem Kind emotional viel bedeutet hatten. Mit Hilfe solcher Fragen kann sich die Tür zur Schatzkammer der Kindheit öffnen. Bei dem einen tauchen vielleicht Tiere auf, denn im ländlichen Umfeld gehörten sie früher in jede Familie und waren gerade für Kinder die Tröster schlechthin. Bei dem anderen ist es die unverheiratete Schwester des Vaters, die in der Familie mitlebte und für den Seelenschmerz der Kinder offen war.

WOFÜR BIN ICH DANKBAR? Ein Mann beantwortet diese Frage so: »Klar, dafür, dass ich überlebt habe und um mich herum auch im Krieg Menschen hatte, die mir vertraut haben und die gut waren. Im Treck war eine ganz alte Frau, zu der alle Kinder eine große Zuneigung hatten, denn egal, ob mal wieder ein Tieffieger über uns kreiste oder ein Rad am Wagen gebrochen war, sie gab ihren Kommentar im heimatlichen Dialekt ab, das hat so gut getan. Dieser alten Frau bin ich dankbar, weil so viel Schutz von ihr ausging.«

Ein anderer fügt hinzu: »Ich bin dem Bauern bis heute dankbar, der uns auf dem langen Weg von Schlesien ins Reich nicht abgewiesen hat. Meine Mutter war mit uns vier Kindern unterwegs, und meine kleine Schwester hatte plötzlich hohes Fieber. Es war klar, ohne Medikamente und ausreichende Nahrung war ihr Leben gefährdet. In dieser schwierigen Lage kamen wir auf einen kleinen Hof, dessen Scheune bereits voller Flüchtlinge war. Wir hatten damit gerechnet, abgewiesen zu werden. Doch der alte Bauer hatte meine Mutter mit dem kranken Kind auf dem Arm gesehen und rief gleich seine Tochter, die räumte uns einen Platz frei in der Kammer des Knechtes. Dort konnten wir ein paar Tage bleiben. Dafür war ich dankbar. Solche Gesten der Mitmenschlichkeit sind unvergesslich.«

WELCHE MENSCHEN WAREN MIR WICHTIG? Diese Frage kann zum Türöffner werden für Menschen aus der Nachbarschaft, die dem Kind im Krieg einen bleibenden Eindruck hinterlassen haben: ein altes Ehepaar, das täglich in seinem Garten zu sehen ist, dem Kind Beachtung und Wertschätzung entgegen bringt; gute und liebe Menschen, die einfach da waren.

Bis jetzt war noch nicht die Rede von den Fremdarbeitern, die in Deutschland arbeiten mussten, zu den Feinden gehörten und meist in Lagern lebten. Sie sprachen eine andere Sprache, kamen aus einem fremden Land und waren für Kinder oft die ersten Ausländer, mit denen sie in Kontakt kamen. Für viele war die Beziehung zu den Kindern ein kleines Trostpflaster für die Trennung von ihren eigenen Familien. Ein Mann erinnert sich lebhaft an seine Freundschaft mit einem russischen Zwangsarbeiter, der in die Gärtnerei seines Großvaters abkommandiert war. Vielleicht war es der Reiz der Kosenamen in der fremden Sprache. Am wichtigsten war jedoch, dass sich ein Mann im Alter seines Vaters so über ihn freute. Oleg war wichtig, weil durch ihn das Feindbild abgemildert wurde.

WAS WAR UM MICH HERUM? Auf den alten Fotos ist mir oftmals das Drumherum wichtiger als die dargestellten Personen, weil es Einblicke gibt in die Spielmöglichkeiten im Umfeld des Kindes.

WAS HAT MIR GESCHADET? Es ist nicht leicht, diese Frage zu beantworten, denn was ich früher als Belastung oder Schädigung erlebt habe, bewerte ich heute anders. Dennoch ist es wichtig, auch das Negative, dessen körperliche und seelische Folgen heute noch spürbar sind, als solches zu benennen. Eindeutig geschadet hat mir etwa die frühe Konfrontation mit Todesangst, die ihre körperlichen Abdrücke hinterlassen hat.

Vom Kriegskind zum inneren Kind

Der Weg in die dunklen und gefährlichen Bereiche der Kriegskindheit liegt hinter mir. Die Schatten haben sich gelichtet, das Schmuddelwesen aus dem Krieg hat seine alten Kleider abgelegt, die Kraft des wiederentdeckten Kindes und seine Widerstandfähigkeit sind spürbar. Durch die Auseinandersetzung mit den Erinnerungen ist ein sicheres und gutes Gefühl für seine Nähe und innere Präsenz entstanden. Nicht länger sitzt es hinter verschlossenen Türen im Verlies, sondern es lebt und verkörpert ein epochales Kapitel meines Lebens, den Krieg. Es gehen vorwärts drängende Impulse von ihm aus, die mitwirken am Entstehen neuer Vorstellungsbilder, die Räume öffnen und von dem Gefühl begleitet sind: Es ist gut!

Wo stehe ich? Welchen Namen gebe ich diesem inneren Ort? Das Wort *Heimat* fällt mir ein. Ich bin zu mir gekommen, bei mir angekommen.

Das Kind, das ich im Krieg war, verbindet mich mit dem geheimnisvollen inneren Kind der Seele, das auch *Selbst* genannt wird. In Träumen taucht es manchmal auf als fremdes Kind, das anders aussieht als das Kriegskind auf den alten Fotos. Es gehört auch zu mir; sein Auftauchen ist anrührend, vertraut und voll inneren Friedens. Dieses Kind verbindet mich mit der Vergangenheit und weist auf die Zukunft hin.

Nachdem die Löcher der Kriegskindheit gestopft worden sind, wird mein Blick in die Zukunft von einer neuen Qualität der Freiheit begleitet. Die alten Denk- und Fühlmuster haben ausgedient, die verdrängten Ängste haben den ihnen zustehenden Raum bekommen. Zunehmend klar bildet sich das Bewusstsein, Hauptperson in der eigenen Lebensgeschichte zu sein.

Dieses Kind aus dem Krieg ist ein Teil des übergeordneten inneren Kindes, das als regulierende psychische Instanz die Prozesse der Selbsterneuerung vorantreibt. Es duldet keine nostalgische Verklärung, kein Stehenbleiben im Chaos und Schrecken des Bombenhagels, will nicht im schwarzen Teer kleben bleiben, sondern heimkehren aus der Gefangenschaft des Kriegsschicksals.

Die Kinder, die das Inferno als Lebensanfang erlebt hatten, waren Gefangene jener Zeit, weil sie mit Eltern zusammenlebten, die keine Öffnungen in der Mauer des Schweigens fanden. Heute fühlen die grau gewordenen Kriegskinder eine große Dankbarkeit, weil sie den Krieg überlebt haben, in der Zeit des Wiederaufbaues Familien gründen und in Frieden leben konnten. Jetzt, im Älterwerden, können sie sich mit der Kriegskindheit aussöhnen.

Sich mit dem eigenen Gewordensein aussöhnen, das ist mehr als einen Schlussstrich ziehen, weil das Schicksal angenommen wird und dadurch der belastende Zustand partieller Entfremdung durch den Krieg überwunden wird. Der Krieg im Innern ist vorbei. Es ist Friede.

* * * * * * * * * *

Dank

Die Arbeit an diesem Buch war ein spannendes Unternehmen. An manchen Tagen hatte ich den Eindruck, dass das Thema vor mir herläuft und mich in Kontakt mit Menschen bringt, die im Gespräch ihre Erfahrungen aus dem Krieg mit mir teilen. Das Buch lebt von Begegnungen mit Frauen und Männern aus der Generation der ehemaligen Kriegskinder. Jetzt weiß ich, wie wichtig es ist, in diesen Spiegel zu schauen.

Ein besonderer Dank gilt der Evangelischen Lebensberatung von Walsrode, wo das Seminar »Wenn sich das Kriegskind meldet« stattgefunden hat. Nach diesem Seminar hatte das Thema mich im Griff.

Danke auch den Menschen meines Umfeldes, deren neugierige Fragen und großes Interesse mich beim Schreiben auf Trab hielten und für gute Gefühle sorgten.

Danke meinem Lektor, Herrn Dr. Heinz Beyer, der mein Schreiben auf seine Weise begleitet hat, was mir einfach gut tat.

Ein dickes Dankeschön geht nach London zu meinem Sohn, der mich über die Sichtweise der Briten auf dem Laufenden hielt.

Schließlich danke ich meinem Mann, der mit dem großen Sachverstand eines ehemaligen Trümmerkindes die wichtige Rolle des ersten Lesers einnahm.

Literaturverzeichnis

Adam, H. / Möller, B./ Lucas, T. (Hg.): Flüchtlingskinder und ihre Familien in Beratung und Therapie, in: Zeitschrift Psychosozial Nr. 102, Gießen 2005

Aichinger, Ilse: Die größere Hoffnung, Frankfurt/M. 1948

Anonyma: Eine Frau in Berlin, Frankfurt/M. 2003

Asper, Kathrin: Von der Kindheit zum Kind in uns, München 1995

Bedürftig, Friedemann: Drittes Reich und Zweiter Weltkrieg, München 2004

Benz, W. / Curio, C. / Hammel, A. (Hg.): Kindertransporte 1938/39, Frankfurt/M. 2003

Bode, Sabine: Die deutsche Krankheit – German Angst, Stuttgart 2006

Bode, Sabine: Die vergessene Generation, Stuttgart 2004

Bruhn, Jürgen: Hamburg kaputt, Hamburg 2002

Büttner, Christian: Kinder und Krieg, Mainz 1993

Chamberlain, Sigrid: Adolf Hitler, die deutsche Mutter und ihr erstes Kind, Gießen 1998

Deary, Terry: The blitzed Brits, London 1994

Dierking, W. / Wirth, H.-J: Die Vergangenheit ist gegenwärtig, in: Zeitschrift Psychosozial Nr. 36, Gießen 1989

Ennulat, Gertrud: Ängste im Kindergarten, München 2001

Ennulat, Gertrud: Die Ölmühle – Ein Familienschicksal, Karlsruhe 1999

Ennulat, Gertrud: Enkelkinder fordern uns heraus, Stuttgart 2004

Ennulat, Gertrud: Ich will dir meinen Traum erzählen, Krummwisch 2001

Ennulat, Gertrud: Kinder trauern anders, Freiburg 2003

Freud, Anna / Burlingham, Dorothy: Heimatlose Kinder, Frankfurt/M. 1982

Gardiner, Juliet: The Children's War, London 2005

Halbritter, M. / Magar, C.: Kriegsende und Nachkriegszeit. Bretten 1945–1948. Zeitzeugen erinnern sich, Bretten 1997

Heinl, Peter: Maikäfer flieg, München 2003

Herman, Judith Lewis: Die Narben der Gewalt, München 1994

Hilweg, Werner / Ullmann, Elisabeth (Hg.): Kindheit und Trauma, Göttingen 1998

Hüther, Gerald: Biologie der Angst, Göttingen 1998

Knopp, Guido: Die Befreiung, München 2004

Lorenz, Hilke: Kriegskinder, München 2003

Marjanovic, Senada: Herzschmerzen, München1994

Mittag, Gabriele: Es gibt Verdammte nur in Gurs, Tübingen 1996

Probert-Wright, Barbie: Little girl lost, London 2006

Radebold, Hartmut: Abwesende Väter, Göttingen 2001

Radebold, Hartmut: Die dunklen Schatten unserer Vergangenheit, Stuttgart 2003

Radebold, Hartmut: Kindheit im II. Weltkrieg und ihre Folgen, in: Zeitschrift Psychosozial Nr. 92, Gießen 2003

Redaktion GEO: Kriegsende in Deutschland, Hamburg 2005

Sebald, Winfried G.: Luftkrieg und Literatur, Frankfurt/M. 2005

Seidler, Günter H.: Der Blick des Anderen, Stuttgart 1995/2001

Thiesen, Peter: Klassische Kinderspiele, Weinheim 1993

Vetter, Walter (Hg.): Freiburg in Trümmern 1944–1952, Freiburg1983

Vinken, Barbara: Die deutsche Mutter, München 2001

Weber-Kellermann, Ingeborg: Das Buch der Kinderlieder, Mainz 1997

Zur Autorin

Gertrud Ennulat ist Pädagogin und gefragte Referentin. Sie lebt in Freiburg und hat viel zu pädagogisch-psychologischen Themen veröffentlicht, zuletzt den Erziehungsratgeber »Enkelkinder fordern uns heraus«.

Bei Klett-Cotta erschienen:

Enkelkinder fordern uns heraus
ISBN 978-3-608-93756-5

Wenn Kinder lügen
ISBN 978-3-608-94157-9